# 院前急救手册

北京急救中心　贾大成　编著

U0199478

人民卫生出版社
·北京·

**图书在版编目（CIP）数据**

院前急救手册/贾大成编著 . —北京：人民卫生出版社，2021.11

ISBN 978-7-117-32421-2（2025.3 重印）

Ⅰ. ①院⋯　Ⅱ. ①贾⋯　Ⅲ. ①急救 - 手册　Ⅳ. ①R459. 7-62

中国版本图书馆 CIP 数据核字（2021）第 232502 号

| | | |
|---|---|---|
| **人卫智网** | **www.ipmph.com** | 医学教育、学术、考试、健康， |
| | | 购书智慧智能综合服务平台 |
| **人卫官网** | **www.pmph.com** | 人卫官方资讯发布平台 |

## 院前急救手册
### Yuanqian Jijiu Shouce

| | |
|---|---|
| **编　　著：** | 贾大成 |
| **出版发行：** | 人民卫生出版社（中继线 010-59780011） |
| **地　　址：** | 北京市朝阳区潘家园南里 19 号 |
| **邮　　编：** | 100021 |
| **E - mail：** | pmph @ pmph.com |
| **购书热线：** | 010-59787592　010-59787584　010-65264830 |
| **印　　刷：** | 北京盛通印刷股份有限公司 |
| **经　　销：** | 新华书店 |
| **开　　本：** | 787 × 1092　1/32　印张：11 |
| **字　　数：** | 247 千字 |
| **版　　次：** | 2021 年 11 月第 1 版 |
| **印　　次：** | 2025 年 3 月第 6 次印刷 |
| **标准书号：** | ISBN 978-7-117-32421-2 |
| **定　　价：** | 58.00 元 |

打击盗版举报电话：**010-59787491**　**E-mail：WQ @ pmph.com**

质量问题联系电话：**010-59787234**　**E-mail：zhiliang @ pmph.com**

当今社会，由于吸烟、饮食结构不合理、缺乏运动、心理压力大、肥胖、熬夜、久坐、酗酒等各种危险因素的作用，人类猝死、心脑血管急症等急性危重症，以及人身意外伤害事件日趋增多。人们在充分享受现代文明成果的同时，也付出了沉重的代价。

为了挽救更多的生命、维护人们的健康，满足广大基层医护人员在日常急救工作中的实际需要，推进我国急救医学事业的不断发展，作者根据在北京急救中心多年的急救实践经验，参阅了国内外大量有关急救医学新进展的资料，并结合我国院前急救、社区医疗、乡村医疗的条件和特点，以及基层医护人员的实际需要，在作者曾经编写、制定的《北京急救中心院前急救常规》和曾被首都医科大学全科医学系、原北京市卫生局科教处和北京市全科医师培训工程办公室指定为全科医师急救教材的《常见急症即刻处理》的基础上编写成本书。

急症种类众多，有的是突然发生的急症，有的是在慢性疾病的基础上突然加重。急症的轻重缓急不同，有的可立即危及生命，有的可迅速恶化而危及生命，有的可因延误病情逐渐加重而危及生命；也有的虽不危及生命却很痛苦。本书中所选的病种，多数为常见、危在顷刻的凶险急症和可能迅速加重的急症，这些急症若不采取正确的即刻处理措施，便可迅速恶化，甚至迅即危及生命。

本书力求突出科学性、先进性、精准性、实用性；力求为基层医护人员在抢救各种凶险急症时，提供切实可行的紧急应对措施；力求反映我国当前院前急救的发展水平；力求积极推动我国的院前急救工作、社区医疗卫生工作和乡村医疗卫生工作发展。

本书为了简明、实用，多数病种仅列出诊断要点、即刻处理、转运条件 3 项，不仅适合各级急救中心（站）的专业院前急救人员使用，也适合社区医疗卫生服务中心（站）的全科医师与乡村医师，以及门诊部、卫生所、医务室、保健室、一级医院等基层医疗机构的医护人员在日常实际急救工作中使用，也可为各级医院急诊科及相关科室的各级医护人员提供参考。

纵然千虑，难免一失。恳请广大读者在阅读和使用中提出宝贵意见，以期不断完善，共同提高，为我国急救医学的不断发展做出应有的贡献。

**北京急救中心 贾大成**
2021 年 10 月

# 目　录

## 第一篇　院前急救简论

## 第二篇　院前常见急症即刻处理

## 第三篇 常用急救技术操作

# 第一篇

# 院前急救简论

## 第一章　院前急救的基本概念

现代急救主要由 3 部分组成：院前急救——急诊科的继续救治——危重病监护病房（ICU、CCU 等）更加完善的救治。

院前急救，也称为院外急救或现场急救，是在进入医院以前的任何时间、各种场合，针对各种急性危重症及突发性意外伤害事件进行紧急医疗救援，使患者迅速脱离危险环境，进行现场评估、抢救、护理、转运、途中监控、安全送往医院，为挽救生命与进行院内的后续救治赢得时间、创造条件。

院前急救，是急救医学与全天候现代化移动通信设备（以视频、音频和文字为采集手段，以卫星、微波、超短波通信为传输手段，集语音、图像、数据资料实时传送于一体的通信设备）、现代化高速交通运输工具（包括汽车、摩托车、火车、飞机、直升机、舰船等）相结合的一门医学学科。

院前急救，不是流动医院，与急诊科救治的范围不同，对于非急症,以及急而不重(如发热)或重而不急(癌症)的患者基本不进行救治,而只针对各种急性危重症患者进行抢救。

院前急救,是现代急救医学中无可替代的重要组成部分,是医疗阵地的最前沿、是挽救生命的主战场、是急救战线的突击队、是抗击死神的特种兵,是安全保障的生命线,是生命健康的守护神,有时也是最后一道防线。

狭义的院前急救,是由院前急救的专业机构——急救中心来承担的。

广义的院前急救,应包括除急救中心以外的社区医疗卫生服务中心(站)、门诊部、卫生所、医务室、保健室、一级医院等医疗机构,还应包括全民性自救互救。

全民性自救互救,是指突发急症或受到意外伤害时,救护车不可能在几分钟内抵达患者身边,在救护车到达之前,患者周围的人及时对患者进行必要的紧急救护,为急救中心专业急救医师的抢救赢得时间、创造条件。因此,开展全民急救科普教育、开展全民自救互救也是医护人员义不容辞的责任。

院前急救不仅是急救中心一个部门的工作,也是全社会每一个成员的责任和义务。院前急救工作水平的高低,不仅标志着一个国家、一个城市的医学发展水平,也标志着这个国家、这个城市的经济发达程度、城市管理水平、社会协调能力、政府对民生的重视程度,以及全体国民素质的高低等,已经成为一个国家、一个城市现代文明程度的标志之一。

## 第二章　院前急救的基本特点

院前急救是一门独立的临床医学学科，与医院内急诊科的工作不尽相同，有以下特点。

### 一、病种繁多

多学科、跨科别、跨系统、跨专业，均未经分诊、筛选，如急性心肌梗死、张力性气胸、上消化道出血、急性脑血管病、小儿高热惊厥、急产、严重损伤等分别属于各科、各系统的急症，要求急救人员专业知识广博。

### 二、病情急骤、瞬息万变

如急性心肌梗死的患者突然发生心室颤动、急性脑血管病的患者突然发生窒息等，要求急救人员业务水平精深，经验丰富，反应迅速，判断准确，处理果断，技术操作得心应手。

### 三、突发性强，时间紧迫

各种急症，尤其是灾难性事故，均无法预料，发生突然。如心搏骤停、急性心肌梗死、重症哮喘、某些急性中毒、大动脉损伤破裂出血、重要脏器损伤等，再如车祸、火灾、塌方、爆炸等。挽救生命的"黄金时间"往往就在数分钟之内，要求急救人员尽快抵达现场，充分体现"时间就是生命"的急救医学最高原则。

## 四、伤员众多、伤情严重而复杂

灾难性事故往往出现大批伤亡,如空难、矿难、塌方、火灾等;多为多发伤、复合伤,要求急救人员服从命令、听从指挥、团结协作、有条不紊、忙而不乱。

## 五、工作环境与工作条件恶劣

如环境狭窄、纷乱、黑暗、危险、颠簸等,如抢救落入化粪池的患者等;再如检查、救治手段远不如院内条件,使得现场诊断、抢救、护理的难度增加,要求急救人员适应能力强,努力克服各种困难、积极创造有利条件、尽力争取在各种恶劣条件下做好急救工作。

## 六、流动性大

各种伤病发生在医院以外的任何场合,如地面、空中、水上、地下,其中以地面救护为主,如家庭、街头、公园、野外、商场、公共卫生间、工厂、工地、矿山等,要求急救人员不分昼夜、无论饥饱、风雨无阻、随时准备迅速抵达患者身边。

## 七、风险性高

**(一)较大的技术风险**　患者病情往往十分危重、复杂,瞬息万变,一般很难得到上级医师的即刻现场指导。

**(二)人身伤害风险**　急救人员常常需进入毒气泄漏、火灾现场、塌方现场、刑事犯罪现场等各种危险环境,或遇到精神病患者、酗酒者,救护车本身发生交通事故等;因交通拥堵救护车不能在数分钟内抵达患者身边,引起家属不满,导致纠纷;另外,整个抢救过程完全暴露在家属面前,有时直接受到家属干扰，或因患者病情过于危重而抢救无效时，家属难以接受而引起纠纷。上述均要求急救人员必须树立和加强沟通意识、自我保护意识，提高自我保护能力。

**（三）接触各种传染病**　可能接触包括霍乱、肝炎、肺结核、艾滋病、严重急性呼吸综合征（"非典"）、新型冠状病毒肺炎等各种传染病患者，常常接触到患者的血液、排泄物、呕吐物、分泌物。

## 八、艰苦性及劳动强度大

如奔赴现场要经受救护车辆颠簸；携带沉重设备登攀高层楼房或徒步长距离行走、搬运患者等，要求急救人员有坚强的意志品质和强健的体魄。

## 九、急救人员少、任务重

通常只有 2 名医护人员，如进行现场心肺复苏，既要进行胸外心脏按压、心脏电击除颤、人工通气，又要建立给药通道、用药、进行心电监护等，还要应对周围的各类人员等。医护虽有明确分工，更要密切配合，要求急救人员必须具备较强的独立工作能力、积极主动、分工合作。

## 十、社会性强

工作范围往往超出医学领域，在现场有时要同时与社会各界人士打交道，如患者家属、邻居、同事、事件目击者、围观者、警察、媒体、犯罪嫌疑人、医院急诊科的医护人员等。急救人员应该不卑不亢、真诚、亲切、富有同情心，及时向患者家属、单位领导及相关医院等有关人员如实交代病情，并努力做好解释、安抚等工作，尽量满足人们的合理要求，赢得理解、信任、支持与合作,这也是减少纠纷、顺利进行院前急救工作的重要保障之一,要求急救人员具备一定的社会经验、良好的心理素质、较强的人际沟通能力与应变能力。

因此,急救人员必须具备思想、道德、人格、心理、性格、气质、身体、意志、文化、教养、知识、技术、经验、能力等诸多方面的良好素质条件,才能胜任院前急救工作。

## 第三章 院前急救的基本任务

1. 帮助遇难者安全、迅速地脱离危险环境。如患者因地震被砸压或掩埋、患者身处在有毒气体环境中、伤员被卡在交通工具中等，应迅速使患者脱离险境，必要时报告指挥中心请求消防队支援。

2. 挽救生命，改善和稳定生命体征，降低病死率。

3. 控制病情、伤情的发展，防止进一步恶化，避免或减少并发症、后遗症的发生，为院内的继续救治赢得时间、创造条件，并尽量为后期的康复治疗奠定基础。

4. 根据患者的病情、伤情，决定将患者、伤员安全、迅速地护送到相应的医院。

# 第四章

**院前急救的基本程序**

1. 接到指挥中心指令,迅速赶赴现场。

2. 抵达现场,立即评估现场环境是否安全,确保急救人员及现场其他人员的安全,并根据情况做好自我防护。

3. 尽快帮助遇难者安全脱离危险环境,如帮助因车祸被挤压在汽车内的伤员离开车辆,设法搬开压在伤员身体上的重物等,必要时请求消防队支援。

4. 迅速评估病情或伤情。抵达现场后,应立即迅速、准确地对患者进行全面与重点相结合的病情、伤情评估,以便确定危及生命的情况,从而确定应该优先抢救的伤员。

5. 向患者及家属等相关责任人及时、如实地进行口头或书面交代病情。

6. 根据不同情况,立即采取相应的救治措施。

7. 待病情达到转运条件,按照"就近、就急、就能力(指医院的救治能力)"的原则,征得患者及家属等责任人的同意后,将患者安全、迅速送往相应的医院。

8. 到达医院急诊科后,向接诊医师交代病情及救治情况。

9. 向指挥中心报告已经完成任务,随时准备接受下一个任务。

## 第五章 院前急救的基本原则

"尊重生命，以人为本，救死扶伤，超越一切"是医学伦理的最高原则，并以"快、准"为核心，充分体现"急、救"内涵，让崇高的精神与科学的方法完美融合。院前急救的基本原则如下。

### 一、服从命令、听从指挥

遇到大型灾难性事故发生，政府可能动员各方面有关的社会力量参加紧急救援工作。最早抵达现场的急救人员，应及时向有关上级部门报告现场情况。要顾全大局，团结协作；服从命令，听从指挥；帮助政府和群众分忧解难，不给现场添乱。

### 二、首先救命

分清轻重缓急，首先挽救生命，然后再进行其他必要的救治，尽力改善和稳定生命体征。如心搏骤停，应立即进行胸外心脏按压、心脏电击除颤等；严重损伤大出血，首先应立即采取有效的止血措施、确保气道通畅、抗休克等。

### 三、就地抢救

对于急性危重症或严重损伤，尤其是危及生命时，如急性心肌梗死发生了致命性心律失常，则应尽量坚持就地抢救，避免对患者进行不必要的搬动。如在火灾、塌方、毒气泄漏等灾难性事故现场,则应立即将患者安全脱离危险环境后,再进行抢救。

## 四、对症处理

常常由于时间紧迫,病情急骤、危重、复杂,一时不能确诊或因救治条件限制而不能针对病因进行救治的,最首要的则是对症处理,尽量改善和稳定患者生命体征,这样往往可以帮助患者渡过险关,为院内的后续救治赢得时间、创造条件。因此,现场的对症处理往往是最重要的。

## 五、适时转运

一般经过现场抢救,患者生命体征相对稳定后,方可转运。既不能冒险转运,也应避免在现场不必要的拖延、停留。如急性心肌梗死患者出现致命性心律失常或急性左心衰竭,必须经过有效救治,待危象被纠正、生命体征相对平稳后,方可离开现场,否则会更加危险;再如严重损伤合并休克,现场迅速进行有效的止血、包扎、固定、补充血容量、对症处理后,尽管休克可能并无明显改善,但现场不可能、也没必要做更多的处理,此时更需要的是尽快进入医院完成输血、手术等救治。转运时机须灵活掌握,但有时转运与不转运确实具有同样的危险,两害相权取其轻,应及时向患者的亲属、领导等责任人如实说明情况,征求意见。

## 六、途中监控

在护送患者去往医院的途中仍然不可掉以轻心,要始终保持高度警觉。患者病情随时可能发生意想不到的变化,必须严密监控病情发展,随时采取相应的对策。

## 第六章　院前急救的基本评估

院前急救基本评估,适用于任何患者,尤其是灾难性事故现场和群死群伤的情况则更加需要。

## 第一节　对现场环境安全性的评估

发扬舍己救人的精神,采取科学救人的方法,确保急救人员安全,全力降低损失程度。只有确保急救人员自身安全,才能救援伤员,否则可能事与愿违。

### 一、排除险情,确保安全

急救人员进入现场前,首先应通过观察、询问来了解情况整个现场环境。现场情况往往能够提示已经发生事件的性质、可能发生的损伤及可能继续发生的危险等,可根据不同性质、不同程度的灾难事故,进行具体评估。举例如下:

(一)**车祸**　发动机是否熄火,车辆是否稳定(是否拉紧手刹),有无油料泄漏及起火、爆炸的可能,交通情况,道路现场有无明显的警示标志等。

(二)**触电**　有无电线脱落、触电者是否已脱离电源。

(三)**火灾**　有无易燃、易爆品或可燃性气体,有无毒气泄漏、液体泄漏等。

（四）**地质灾害** 地震有无余震，有无洪水、泥石流、山体滑坡的可能。

（五）**气象灾害** 闪电、雷击等。

（六）**车间** 运转的机器、毒气泄漏等是否已被控制。

（七）**矿山、工地** 有无塌方或物体倒塌、坠落或爆炸、起火、毒气泄漏的可能等。

（八）**化学因素** 有无易爆、易燃品，有无异常气味（毒气泄漏）等。

（九）**人员因素** 酗酒、精神异常或犯罪者情况、有无暴力行为等。

（十）**动物伤害** 如野蜂、毒蛇、狂犬、猛兽等，有无可能继续伤人等。

## 二、做好自我防护、及时请求增援

根据现场环境的具体情况，急救人员应采取必要的防护措施，尽快排除险情后，方可进入现场。必要时，马上请求消防队、工程救险等具备专业技能及专业器材的人员到现场支援。如果急救人员必须冒着危险进入现场，应对现场的危险进行充分评估，选择快速而安全的进出路线，并注意有无可以紧急避险的掩体等。急救人员还应充分利用防护装备，如头盔、防毒面具、反光背心、防护手套、安全眼镜、防护胶靴等，尽量减少与避免不必要的伤亡，同时又能挽救更多的生命。

# 第二节 对伤情的评估及分类

对伤情评估及分类，即检伤分类。损伤程度轻重不一，轻至皮肤擦伤，可不做任何处理；重至重要生命器官严重损伤,如重度颅脑损伤、心脏贯通伤、张力性气胸、脏器脱出、失血性休克、吸入性损伤、窒息等,必须即刻全力抢救。为了提高现场急救的有效率,降低致残率与死亡率,并为院内后续救治赢得时间、打下较好的基础,对于现场所有伤员的伤情进行快速评估及分类是必不可少的;同时做好各项登记工作等。这项工作有利于按受伤性质、部位及轻重缓急等情况,及时、正确、科学、合理地安排现场抢救与分流,应由经验丰富的专业急救人员承担并把关。

## 一、初步评估

主要检查生命体征,是对伤员全身状态的概括性观察,以望诊为主,也需使用触诊。检查内容可包括:性别、年龄、意识、呼吸、脉搏、血压、面容表情、体位姿势、步态、皮肤黏膜等。

### (一)神经系统

1. 意识　意识状态是脑功能的综合体现,正常人意识清晰、思维合理、语言清晰、表达准确。凡因各种原因引起的大脑皮层受到严重、广泛的抑制,均可出现意识障碍,如意识模糊、谵妄、嗜睡、昏迷等。可见于颅脑损伤、重度休克以及各种疾病。

2. 瞳孔　瞳孔大小、对光反射如何,是否等大正圆。

3. 肢体感觉与运动有无异常。

4. 生理反射是否存在,是否出现病理征。

### (二)呼吸

1. 判断气道是否通畅,呼吸是否存在。

2. 有无呼吸困难,呼吸频率、节律、深度是否正常,两侧呼吸音是否对称,是否发生气胸或连枷胸等。

**（三）循环**

1. 脉搏 判断颈动脉是否搏动，桡动脉搏动速率、强度等。

2. 血压 有条件时应测量血压，了解有无血压改变，有无休克发生可能。

**（四）局部**

1. 出血 有无大出血，尤其活动性出血；有无肢体断离、脏器脱出、异物插入体内等。

2. 疼痛 疼痛部位往往就是受伤部位，有无形态改变、压痛等。

## 二、进一步评估

**（一）损伤性质**

1. 机械性损伤 指机械性因素作用于人体后产生的器官组织结构的破坏和／或功能障碍，又可分成钝器伤、锐器伤等。

2. 物理性损伤 指物理性因素作用于人体后产生的器官组织结构破坏和／或功能障碍，如高温、低温、高湿、高气压、低气压、噪声、振动、电磁辐射、放射性辐射等对人体造成的损伤。

3. 化学性损伤 指化学性因素作用于人体后产生的器官组织结构破坏和／或功能障碍，如有毒物质（有毒气体、有毒液体、有毒固体、有毒粉尘与气溶胶、其他有毒物质）及腐蚀性物质（腐蚀性气体、腐蚀性液体、腐蚀性固体、其他腐蚀性物质）等对人体造成的损伤。

4. 生物性损伤 指生物性因素作用于人体后产生的器官组织结构破坏和／或功能障碍，生物性因素包括动物、植物等，如昆虫蜇咬、毒蛇咬伤、猫狗咬伤、有毒植物刺伤等。

**（二）损伤部位**

可按以下顺序依次检查，不易漏诊。

1. 头面部　检查头面部有无畸形、肿胀、破损、出血及脑组织膨出等。

（1）眼：有无出血或淤血，有无视力障碍；眼球活动是否正常，瞳孔大小、对光反射有无改变等。

（2）耳鼻：有无畸形、破损、出血、肿胀，有无耳漏、鼻漏等。

（3）口腔、颌面：有无畸形、破损、出血，下颌关节活动及牙齿咬合关系是否正常，口腔内有无血块、有无脱落的牙齿等异物，咽部有无肿胀等。

2. 颈部　颈部有无肿胀、出血、皮下气肿，气管是否居中，颈部活动是否正常等。

3. 胸部　胸部有无畸形、破损、出血、皮下气肿，有无压痛，呼吸音是否对称，有无反常呼吸，疼痛是否与咳嗽、深呼吸、体位变动有关。

4. 腹部　有无压痛、反跳痛、肌紧张，有无膨隆、破损及脏器脱出等。

5. 脊柱　有无疼痛、压痛、畸形，有无肢体感觉、运动障碍等。切不可因检查而造成或加重脊柱、脊髓损伤。

6. 骨盆及外生殖器　有无疼痛、压痛、肿胀、畸形、破损，骨盆挤压试验及骨盆分离试验是否加重局部疼痛，有无血尿及尿外渗等。

7. 四肢　有无畸形、压痛、破损、出血、断离、活动障碍等。

8. 躯干　除胸腹部、脊柱外，背部、腰骶部有无异常。

**（三）损伤程度**

各种损伤程度之间没有截然的界限，可互相转化，抢救应按轻重缓急进行。

1. 轻度损伤　多为软组织损伤、轻度骨折等，无脏器损伤，生命体征无改变，不影响生活能力，多可行走。

2. 中度损伤　多为四肢骨折或一般脏器损伤、生命体征可有改变，较为严重，已影响生活能力，但暂缓处理并无生命危险或导致身体残疾。

3. 重度损伤　多为重要脏器严重损伤，生命体征可有明显改变，可危及生命。这部分伤员是首先要重点抢救的伤员，通过抢救可能有生存的机会。

4. 死亡　心搏、呼吸已经停止。

## 三、伤员情况的登记

由于灾难性事故现场往往是群体伤亡，伤情各异、轻重不一，各类人员众多，现场容易混乱。救护员必须做到服从命令、听从指挥、头脑冷静、思路清晰、认真负责、迅速准确、有条不紊、忙而不乱，将所有伤员的情况逐一登记，以便理出头绪，统筹安排。这样不仅可以正确地指挥现场急救人员实施及时、正确的抢救，把不同类别的伤员准确地送往相应医院，还可为领导机关提供真实、准确的第一手材料，使组织、协调、指挥工作更加科学、完善，从而把损失降低到最低限度。伤员情况登记表应包括下列项目（可根据具体情况填写、登记必要项目；有时由于伤员身份不明或意识障碍，而无法填写）：

1. 一般项目　包括编号、登记时间、伤员姓名、性别、年龄、身份证号码、工作单位、家庭住址、联系人、联系人与伤员的关系、联系人电话号码等。但有时由于患者意识障碍、又无知情者，而无法采集相关信息。

2. 受伤情况　包括受伤性质（指砸伤、刺伤、枪弹伤、烧伤、窒息等)、受伤部位、生命体征(包括意识、脉搏、呼吸、血压等)。

3. 救治情况 包括通气、止血、包扎、固定、用药(药物名称、用法、用量)等救治措施。

4. 伤员去向 指送往医院。

5. 经治医师姓名、单位。

6. 其他需要了解的情况。

### 四、伤员的贴身标记

每个伤员均应由经治医师负责做出贴身标记(又称"伤票"),以便能在众多的伤员中准确识别各个伤员,避免造成诊断、救治(尤其用药情况)的混乱、失误。

1. 贴标记 可用平日备好的不干胶、白布条及别针,将伤员情况(应与伤员情况登记表的内容基本一致)写在其上,用别针别在伤员衣服的明显部位。如无布条,也可用笔直接写在伤员的浅色衣服上或暴露的皮肤上。

2. 分清损伤程度 可分别用不干胶、布制或塑料布制成的红、黄、绿、黑颜色的"伤票"固定在伤员身体的明显部位,分别表示重度损伤、中度损伤、轻度损伤、死亡。现场如有足够的急救资源,所有的伤员均应得到积极救治,否则应排序,按"优先原则"处理。

(1)红:重度损伤,第一优先。

(2)黄:中度损伤,第二优先。

(3)绿:轻度损伤,第三优先。

(4)黑:死亡。

# 第七章　如何拨打急救电话"120"

当人们遇到急性危重患者或突发灾难性事故,在进行现场紧急自救互救的同时,应及时启动院前急救医疗服务系统(emergency medical services, EMS),寻求急救中心的专业医疗救助。我国统一免费急救电话号码是"120"。拨通急救电话后,要沉着、冷静、语言清晰、准确、精炼,重点说明下列情况。

1. 患者的姓名、性别、年龄等。

2. 患者的简要病情,当前主要出现了什么症状,如"胸痛""叫不醒""呼吸困难"等,已经采取了哪些措施、救治效果等。

3. 患者当前位置的详细地址、门牌或楼号、单元、楼层、房间号;如果在公共场合,具体的位置。

4. 突发灾难性事故,应说明事故的性质(如交通事故、塌方、火灾、毒气泄漏等)、受伤人数等情况。

5. 需用救护车转院的患者,应由转出医疗机构提前与转入医院取得联系、并得到同意后,由经治医生直接与急救中心取得联系、说明病情,让急救中心"心中有数",并提前写好"病情摘要"。病情摘要重点应为简要病史及诊断,已经检查过的项目及结果,已经做过的治疗及用过的药物名称与用量,当前正在应用的药物名称与用量,将"病情摘要"及相关的检查结果交付急救中心的随车医师。

6. 约定好等候、接应救护车的确切地点，尽量避免或减少救护车因地理环境生疏而造成延误，从而更加快捷、顺利地到达患者身边。等车地点最好选择就近的公交车站、较大的路口、胡同口、著名单位门前、标志性建筑、醒目的公共设施等处。在实际工作中，此项十分重要。

7. 回答"120"受理台需要了解的相关问题。

8. 如果患者突然意识丧失，呼吸停止或呈喘息样呼吸，建议使用手机的免提功能，一边通话一边坚持对患者进行胸外心脏按压，或按照急救中心调度员的指导对患者进行心肺复苏，直到救护车到达现场。

9. 等候"120"受理台首先挂机后，再结束通话。

10. 结束通话后，应尽量提前到约定地点接应救护车，见到救护车应主动上前接应，带领急救人员赶赴现场。另外，切忌将患者提前扶出或抬出，去等候救护车。否则，可能欲速则不达，反而加重病情。

11. 在救护车到达之前，手机不要关闭、占用，应始终随时与"120"受理台或救护车车载电话保持联系。

12. 在救护车到达之前，应迅速清理门前、楼道等处堆放的自行车、杂物等，以免影响抬出患者。

13. 建议拨通"120"后，急救中心的调度员"问什么，答什么"，不要抢话，这样能节省宝贵的时间。

## 第二篇

# 院前常见急症即刻处理

本篇所选病种，均为院前常见的急性危重症，必须即刻紧急处理，否则病情可迅即恶化或死亡。

## 第一章　心 搏 骤 停

心搏骤停，是指由于急性心肌梗死、心肌炎、心肌病、哮喘、肺梗死、急性出血性坏死性胰腺炎、异位妊娠、羊水栓塞、各种急性中毒、触电、溺水、严重创伤等各种原因导致的心脏搏动突然停止，瞬间心脏泵血功能丧失，全身血液循环中断，造成各组织、器官严重缺血缺氧，使患者进入临床死亡状态。此时，机体尚未完全停止代谢活动，如在心搏骤停发生后4~6分钟内进行高质量的心肺复苏，部分患者有望救活。否则，心搏骤停的时间超过4~6分钟，脑组织则发生不可逆的损害；超过10分钟，脑组织则进入不可逆的生物学死亡阶段，挽救可能性极小。

心搏骤停大多数见于成年人,是人类最紧急、最凶险的急症。

猝死与心搏骤停密切相关,是心搏骤停的直接结果。猝死是指表面健康或病情基本稳定的患者发生的突然、意外、自然的死亡,其发病时间、场合、形式等均预料不到,而且于发病后 6 小时内死亡;心源性猝死是指因各种心脏的原因、急性症状发作后 1 小时内死亡。

## 【诊断要点】

### 一、意识

意识突然丧失,可伴全身性、一过性、痉挛性抽搐。

### 二、呼吸

呼吸停止或呈喘息样呼吸。

### 三、颈动脉

颈动脉搏动消失(判断有无心跳绝不可触摸桡动脉)。

### 四、心音

心音消失。

### 五、面色、口唇

面色、口唇发绀或苍白。

### 六、瞳孔

双侧瞳孔散大、对光反射消失,双侧眼球固定、上吊。

## 七、心电图

**（一）心室颤动（简称室颤）** 占心搏骤停的 80% 以上（偶见心室扑动）。QRS 波群、S-T 段及 T 波无法辨认，代之以形态、频率、振幅明显不规则的 F 波，频率多为 150~500 次 /min，这一过程可持续 3~5 分钟。室颤分型如下：

1. **按 F 波振幅分型**

（1）粗颤：F > 0.5mV，见于室颤早期，开胸可见心肌张力相对较好、蠕动相对粗大而有力，肌色相对较红润，抢救成功率较高。

（2）细颤：F < 0.5mV，又称"无力型室颤"，多由粗颤恶化而成，心肌纤颤无力、张力差、肌色暗紫，可迅速恶化为心室静止，预后差。

2. **按 F 波频率分型**

（1）快速型室颤：F > 150 次 /min，见于室颤早期，抢救成功率高。

（2）缓慢型室颤：F < 100 次 /min，多由快速型室颤恶化而成，又可迅速恶化为心室静止，预后差。

3. **按室颤发生前的循环功能分型**

（1）原发型室颤：亦称"非循环功能衰竭室颤"，指室颤发生前无心力衰竭、休克等，即循环功能较为良好。本型室颤的发生主要是由于心肌生物电不稳定，而与泵衰竭无关，多继发于室性期前收缩（室性早搏）- 室性心动过速，抢救成功率较高。

（2）继发型室颤：亦称"循环功能衰竭型室颤"，指室颤发生前已有心力衰竭、休克等泵衰竭表现，预后极差。

**（二）电 - 机械分离** 可见较为完整的 QRS 波群，QRS 波群宽大畸形、频率缓慢，为慢而无效的室性自主性节律，但无心脏的机械性收缩，既听不到心音、也触不到脉搏，故亦称"无脉性电活动"。常见于心脏破裂、急性心脏压塞、大范围肺梗死等，预后极差。

（三）**心室静止** P 波、QRS 波群、T 波均消失，呈一直线；也可仅见 P 波。多见于高钾血症、心室率缓慢自搏性心律、高度或完全性房室传导阻滞、心室率过慢的病态窦房结综合征等，也可是心室颤动或电 - 机械分离最终的表现。

以上七项诊断要点，只要具备第一、二项即可确诊，切忌等待全部表现出现或因不必要的检查（包括测量血压、心电图检查等）而延误抢救时机。

## 【即刻处理】

原则：争分夺秒，就地抢救。立即建立有效的人工循环与呼吸，同时尽快完成心脏电击除颤，促进自主心跳与呼吸的恢复，必须保证脑组织的氧合血流灌注。

### 一、立即进行徒手心肺复苏，以重建和维持循环

（一）**取仰卧位** 迅速患者仰卧于硬板床或地面，撤掉枕头，解开衣扣，充分暴露胸部。

（二）**清理口腔内异物** 迅速清除口腔、咽部异物，如呕吐物、假牙等，确保气道通畅。

（三）**进行心肺复苏的徒手** 有条件时可应用心脏按压泵进行胸外心脏按压。

### 二、尽快进行非同步心脏电击除颤

立即判断有无室颤，开启除颤器，把 2 个除颤电极板同时分别放置在左侧腋前线的心尖水平处及右侧胸骨旁第 2、3

肋间处,即可观察到有无室颤。这一过程仅用数秒钟即可完成,无需专门做心电图或心电监护。如发生室颤,应毫不迟疑地首选电击除颤。除颤成功率与除颤迟早、室颤类型最为相关,力争在室颤发生后1~3分钟完成除颤,电击除颤是抢救室颤唯一最有效的方法,每延误1分钟除颤则除颤成功率下降10%;如无室颤,立即进行心肺复苏的徒手操作。

（一）**单项波除颤器**　首次除颤能量200J或4J/kg,第2次除颤可选200~300J,第3次除颤可选300~360J。

（二）**双向波除颤器**　选择除颤能量120~200J。双相波对室颤的除颤成功率明显高于单相波。最高可选择能量则不超过200J。

一次除颤不成功,除继续心肺复苏及增加电能量外,可应用肾上腺素和纠正酸中毒等,有时需用利多卡因、补钾方能有效。

### 三、建立人工呼吸

除电击除颤后,心搏、呼吸、意识均立即恢复者外,一般都要立即气管内插管,连接球囊或呼吸机,并给予高浓度的氧吸入。

### 四、持续心电监护

随时严密监控心率、心律变化,采取相应对策。有条件时,可应用血氧饱和度计测定血氧饱和度。

### 五、药物应用

对于心搏骤停的患者,均需应用药物治疗。因此,及时、合理、熟练地应用复苏药物是必不可少的环节,它与电击除颤、胸外心脏按压、人工通气有着同等重要的地位。目前多数还是选择静脉给药，应选用肘前静脉、锁骨下静脉、股静脉或颈内静脉、颈外静脉，禁用回流缓慢的下肢静脉、手背静脉及尺、桡静脉等，必要时建立 2 条以上静脉通道，并建议使用套管针，不但易于固定、不易脱落，而且可确保静脉通道通畅、药物入血速度快，尤其适用于院前急救时。另外，建议使用林格液维持静脉通道，它不仅可以扩充血容量，还可降低血液黏滞度，进而避免微血栓的形成。

（一）**肾上腺素** 1mg/ 次 [ 小儿 0.01mg/（kg · 次）] 静脉注射，无效时每 3~5 分钟重复 1 次。本药可对 $\alpha$- 肾上腺素能受体产生刺激作用，并可在复苏时增加心肌与脑组织的血流灌注量。本药禁忌与碱性溶液在同一通道内注入，以免降低本药效价。本药是国内外一致推荐的首选复苏药物，及早给予肾上腺素可以增加自主循环、自主呼吸的恢复，以及增加出院存活率和神经功能完好率，尤其对于无需电击除颤的患者应尽早给予本药。

（二）**利多卡因** 可提高室颤阈，起到药物除颤的作用。发生室颤而又无除颤器时可先应用本药 50~100mg 或 1.0~1.5mg/kg 静脉注射，如无效可于 5~10 分钟后重复应用，总量不大于 3mg/kg 或 1 小时内不超过 300mg，有效后继以 2~4mg/min 静脉滴注，维持 24~72 小时。目前的证据不足以支持心搏骤停后利多卡因的常规使用。但若是因室颤或无脉性室性心动过速导致的心搏骤停，恢复自主循环后，可以考虑立即开始或继续给予利多卡因。

（三）**胺碘酮** 本药是广谱抗心律失常药物，用于心搏骤停如室颤或室性心动过速，初始量 300mg 溶于 20~30ml 生理盐水或葡萄糖溶液中，对徒手心肺复苏、电击除颤、肾上腺素无反应的室颤或无脉性室速患者可以考虑使用，首剂 300mg，静脉注射。如无效可追加 150mg。对于控制复苏后心律失常可用 150mg 静脉注射，继以 1mg/min 静脉滴注，共 6 小时，然后 0.5mg/min 静脉滴注，共维持 18 小时以上。对于复发性心律失常，必要时每隔 10 分钟静脉注射 150mg，最大总量可达 2.2g/24h，快速静脉注射，3~5 分钟后再次静脉注射 150mg，继以维持量 1mg/min 持续静脉滴注 6 小时。

**（四）阿托品** 是阻断 M 胆碱受体的抗胆碱药物，可解除迷走神经对心脏的抑制，并可改善微循环，适用于因迷走神经兴奋性增高或锑剂中毒引起的心搏骤停。成人静脉注射 1~2mg/ 次，小儿静脉注射 0.03~0.05mg/kg，必要时每 3~5 分钟可重复使用 1 次。但室颤者慎用，已有不少报道指出静脉注射阿托品可诱发室颤。心动过速及心动过缓、但无血流动力学改变或室性异位心律者慎用。

**（五）碳酸氢钠** 反复大量应用碳酸氢钠可加重组织缺氧；降低心肌收缩力；加重脑组织损害；降低复苏成功率。

1. 碳酸氢钠的应用时机 心搏骤停后的酸中毒，主要是呼吸性酸中毒，如果心肺复苏及时，通气充分，可不必应用碳酸氢钠。如通气不充分，而补充碳酸氢钠，产生的二氧化碳会进一步加重静脉内酸中毒。但以下情况应使用碳酸氢钠：心搏骤停超过 10 分钟仍未复跳，在保持充分通气的同时，应使用碳酸氢钠；心搏骤停前即存在酸中毒者；伴有高钾血症者；除颤后片刻或恢复了足够的灌注压时，组织中堆积的酸性代谢产物则进入循环，使动脉血 pH 明显降低，即"洗出性代谢性酸中毒"，此时宜应用碳酸氢钠。

2. 碳酸氢钠的具体应用 由于院前急救不具备血气分析的条件，可按以下方案给药：首次 5% 碳酸氢钠 100ml（相当于 60mmol），或首次 1mmol/kg，静脉注射或静脉滴注；以后每 10 分钟重复首剂的半量，连用 1~3 次，一般总量不大于 300ml。有条件时，可根据血气分析结果决定用量，直至动脉血 pH ≥ 7.25 即可。

**（六）其他药物**

1. **美托洛尔（倍他乐克）**　本药为 Ⅱ 类 β- 肾上腺素能受体阻断剂，可阻断内源性与外源性儿茶酚胺所产生的各种生理效应，抑制心肌对 β 肾上腺素能的应激作用，可治疗各种原因引起的快速性心律失常等。在心肺复苏过程中如反复出现心室颤动或阵发性室性心动过速，应考虑是否由于肾上腺素过量或内源性儿茶酚胺过高所致，如属确实，应停用肾上腺素，而给本药 5mg/ 次，缓慢静脉注射，必要时每 5 分钟重复 1 次，一般总量不大于 10~15mg。

2. **纳洛酮**　本药为吗啡受体阻断剂。心搏骤停常继发于各种激应状态，使得 β- 内啡肽释放增加。纳洛酮可有效地拮抗 β- 内啡肽，且安全性高、副作用小、起效快，作用维持时间短。近年认为，早期较大剂量应用本药可提高复苏成功率。一般用量 0.4~0.8mg/ 次（静脉注射），可每 15~30 分钟重复 1 次。达到效果后，继以 0.4~0.8mg/h（静脉滴注）。

3. **肾上腺糖皮质激素**　本类药物不仅可以保持血脑屏障和毛细血管的完整性，防治脑水肿，又能增加心肌收缩力，减少心肌抑制因子形成，增加心排血量，改善微循环，还可以清除自由基，稳定溶酶体膜，防止细胞自溶和死亡。在 CPR 中应用，可获得良好的效果，已成为常用复苏药物之一。应早期、大量、短程应用，可选用地塞米松，首次 1mg/kg，静脉注射；以后每 6 小时 1 次，0.2mg/kg，静脉注射。尤其在胸外心脏按压及应用肾上腺素后仍无血压时，更应使用本药。

4. 在心肺复苏的全过程中,还可给予大剂量的维生素 C、维生素 $B_6$、辅酶 A 及 1,6-二磷酸果糖等药物。

## 六、复苏后期的处理

这一阶段主要是巩固和发展复苏所取得的成果,防止再度心搏骤停,继续维护和改善重要器官的功能,重点在于脑复苏、促进脑功能的恢复。这一阶段稍有疏忽,仍可前功尽弃。

**(一)维持和改善有效循环** 维持和改善循环功能:

1. **防止再度心搏骤停** 自主心跳恢复后,再度发生心搏骤停并不少见。究其原因,主要有以下几点。

(1)心脏复跳后,心电活动仍极不稳定,易出现各种严重心律失常,如频发室早、多源性室早、室性心动过速、Ⅲ度房室传导阻滞,乃至室颤等。

(2)将异位心律误为窦性心律,或虽为窦性心律,但心率过快或过缓。

(3)人工通气管理不当,气道阻塞、通气不足或缺氧、二氧化碳潴留。

(4)张力性气胸,可因心脏按压操作不规范造成肋骨骨折或心内注射所致。

(5)心脏复苏药物应用不当,如利多卡因等用量过大而抑制了心脏功能;输血、输液过多过快,造成肺水肿。

(6)低温疗法控制不当,降温过度可降低室颤阈而引起室颤。

(7)脑水肿未得到有效控制,脑疝形成。

(8)心脏停搏时间过长,心、脑、肾等脏器细胞损害严重,已形成不可逆性损害。

(9)原发病过于严重。

2. **防治各种心律失常** 必须严密监控病情,一旦发现有以下任何情况发生时，立即进行相应处理。

（1）快速型心律失常：窦性心动过速较多见，一般多继发于各种情况，应查明病因，采取针对性措施，把心率控制在80~110 次 /min 为宜。如补充血容量、纠正缺氧、纠正电解质紊乱、治疗心力衰竭等。如因复苏中使用大量肾上腺素引起，往往随药物浓度的不断下降而使心率逐渐减慢，如较顽固，也可选用美托洛尔（倍他乐克）5mg 缓慢静脉注射；室上性心动过速可选用腺苷、普罗帕酮（心律平）、维拉帕米（异博定）、胺碘酮、毛花苷 C（西地兰）等；室性早搏及室性心动过速可选用利多卡因、胺碘酮、普鲁卡因胺、溴苄铵等；房颤伴快速心室率可选用毛花苷 C、胺碘酮、普罗帕酮、维拉帕米等。

（2）缓慢型心律失常：常见的有窦性心动过缓、窦性停搏、窦房传导阻滞、房室传导阻滞等，可选用异丙肾上腺素1mg 加入 5%~10% 葡萄糖溶液 500ml 中静脉注射，或氨茶碱0.25~0.5g 加入 5%~10% 葡萄糖溶液 500ml 中静脉注射，使心率维持在 60~80 次 /min。还可选用阿托品等，如药物治疗无效，有条件时可在院前进行临时性人工心脏起搏，以保安全。

3. 防治急性左心衰竭。

4. 防治低血压和休克。

（二）维持和改善呼吸功能　自主心搏恢复后，如自主呼吸仍未恢复，则提示严重脑缺氧存在。促进自主呼吸恢复，关键在于促进脑的复苏，必须积极防治脑缺氧与脑水肿。自主呼吸停止前或恢复后，如呼吸浅慢或不规则，可应用呼吸中枢兴奋剂，选用尼可刹米 1.125g、洛贝林 9mg、二甲弗林（回苏灵）16mg 加入 5% 葡萄糖溶液 500ml 中静脉滴注。必要时，仍应用人工通气维持呼吸。无自主呼吸者禁用呼吸中枢兴奋剂，以免加重呼吸中枢缺氧。同时，应积极防治肺部感染。

**（三）防治脑水肿，促进脑功能恢复** 复苏的最终目的是使患者意识转清，智能恢复。因此，积极防治脑水肿是至关重要的。

1. 头部降温 一般在心搏骤停时即应开始降温，使肛温在 31~32℃，维持 3~5 天，甚至更长，至出现听觉为止。

2. 脱水疗法 当有效循环稳定，血压保持在安全范围时，可选用 20% 甘露醇 250~500ml 于 30 分钟静脉滴注完毕。伴有心力衰竭者禁用。也可选用呋塞米 20~80mg/ 次（静脉注射），必要时可增至 100~200mg/ 次，适用于伴有心力衰竭者。另外，肾上腺糖皮质激素可提高机体应激能力，加强脱水作用，应尽早应用，可选用地塞米松 5~10mg/ 次，或甲泼尼龙 40~80mg/ 次（静脉注射），每 4~6 小时 1 次，连用 3~5 天。

3. 由于抽搐、惊厥的患者能增加脑组织及全身的耗氧量，可选用地西泮 10mg 静脉注射止痉，必要时可重复应用。

4. 纳洛酮 0.4~1.2mg/ 次静脉注射，2~4 小时后可重复应用 0.4mg，并继以 1.2mg 加入 5% 葡萄糖溶液 500ml 中静脉滴注，应尽早应用。心搏骤停往往继发于各种应激情况，伴有 β- 内啡肽释放增加，因纳洛酮可对抗这类物质，故有保护脑的作用。

5. 早期、足量、短期应用肾上腺糖皮质激素 可有稳定细胞膜、清除自由基及减轻脑水肿等作用。可选用地塞米松，首剂 1mg/kg，静脉注射，以后每 6 小时 1 次，每 0.2mg/（kg·次）静脉注射，一般不超过 4 天。

6. 在自主心搏、呼吸恢复后，即应尽早在医院内进行高压氧治疗，以有利于脑功能的恢复。

7. 应用改善脑组织代谢的药物，如三磷酸腺苷、辅酶 A、注射用细胞色素 C、维生素 C 等均可使用。

**（四）防治急性肾衰竭**　如有效循环血量充足,但尿量少于 30ml/h,应考虑急性肾衰竭的可能。可试用 20% 甘露醇 100~200ml 于 15~30 分钟内静脉滴注完毕；如 1 小时后尿量仍 < 30ml,可再试用呋塞米 40~120mg 静脉注射；如尿量仍未增加,则提示急性肾衰竭。应严格限制水、钠摄入,必要时应在医院内进行血液透析治疗。待尿量恢复后,应及时补充缺失的水、钠等电解质。

**（五）纠正水、电解质与酸碱平衡紊乱**

**（六）积极治疗原发病**

## 【转运条件】

1. 自主心跳恢复,无致命性心律失常,血压尽量维持在安全范围内。

2. 患者取平卧位。

3. 确保气道通畅。自主呼吸如仍未恢复,必须确保有效的人工通气。

4. 确保静脉通道通畅。

5. 持续心电监护,并配备除颤器等复苏设备备用。

6. 途中至少应有 2 名医务人员严密监控患者的意识、面色、瞳孔、呼吸、心率、心律、血压、周围循环及尿量,以及原发病等病情变化。

心律失常是指心脏冲动的频率、节律、起源部位、传导速度或激动顺序的异常。心律失常一般是由各种器质性心脏病、电解质紊乱及自主神经系统功能失调等多种病因造成。严重心律失常,是指导致血流动力学改变,甚至危及患者生命的心律失常。因此,及时、正确判断心律失常的类型及严重程度,并进行有效的抢救十分重要。

## 第一节　室上性心动过速

室上性心动过速是指心房或房室交界区折返激动或自律性增高所致的心动过速。由于在心电图上不易区分是房性心动过速或交界区性心动过速,又因二者病因、临床表现、治疗、预后等也基本相同,故统称室上性心动过速。

### 【诊断要点】

#### 一、病因与诱因

多见于无器质性心脏病者,但风湿性心脏病、冠心病、高血压性心脏病、心肌病等患者发生机会更多,尤其预激综合征更易合并室上性心动过速。甲状腺功能亢进症、低镁或低钾血症、洋地黄中毒等是重要的促发因素,部分患者可有吸烟、饮酒、饮浓茶、情绪激动等诱因。

## 二、临床表现

以心动过速突然发生、突然终止,心率整齐及反复发作为特点。多数自觉心悸、心率突然增快,可伴乏力、胸闷、头晕、恐惧等。发作时间长或心室率过快可出现血流动力学改变,可出现晕厥、心绞痛、心力衰竭、血压下降等。症状轻重与血流动力学改变的程度有关,而血流动力学改变的程度又与患者年龄、有无器质性心脏病、发作持续的时间、发作时的心率等有关。

## 三、心电图

1. 心率多在 160~250 次/min,心律整齐,R-R 间距相差不大于 0.01 秒。如心率 > 200 次/min,应考虑有预激综合征存在的可能性。

2. P 波常不易辨认。

3. QRS 波群形态正常。

4. 宽 QRS 波群的快速心律失常的鉴别　如束支传导阻滞、室内传导阻滞或预激综合征并发室上性心动过速,或室上性心动过速伴室内差异性传导则 QRS 波群宽大畸形,酷似室性心动过速,可参考 Brugada 四步法进行鉴别。

(1)全部胸前导联均无 RS 图形,则诊断室性心动过速。

(2)胸前导联出现 RS 图形,但 R-S 波谷时间(RS 波形起点至末端)> 0.10 秒,则诊断室性心动过速。

(3)存在房室分离,则诊断室性心动过速。

(4)无房室分离,但 $V_1$、$V_2$ 与 $V_6$ 均存在支持室性心动过速的特征性图形,则诊断室性心动过速。

注意:①正确识别胸前导联的 RS 图形是本鉴别法的关键,不可将 QR、QRS、QS、R 或 rSR' 误认为是 RS 图形。②预激综合征因心室提前除极,心电图有时酷似室性心动过速,应结合既往心电图及其他临床资料综合判断。③在紧急情况下,不能准确判断宽 QRS 心动过速的起源时,应按室性心动过速处理,或选用广谱抗心律失常药物。

## 【即刻处理】

原则:尽快转复为窦性心律。

### 一、一般处理

1. 卧床休息,保持安静。
2. 必要时吸氧。
3. 心电监护。

### 二、刺激迷走神经

采用手法刺激迷走神经终止发作的方法,一旦心率或突然减慢,则立即停止手法刺激,可选用以下方法。

1. 用手指或筷子、勺子等物刺激舌根部,诱发呕吐动作。一次无效时,可反复进行。

2. 深吸气后或深呼气后,屏住气,待屏气不能继续坚持时,再用力呼气或吸气(也可于屏气的同时,将面部至双耳前浸入冷水中)。一次无效时,可反复进行。

3. 压迫眼球　让患者闭目向下方看,用拇指适度压迫患者一侧眼球上部,如无效再压迫另一侧。每侧压迫时间不得大于 10 秒,用力过大可造成视网膜脱离,青光眼或高度近视者禁用此法。

4. 压迫颈动脉窦 用一手中指或食指尖,向颈椎方向压迫一侧颈动脉窦(与甲状软骨上缘水平相等的颈动脉的位置)。如无效再压迫另一侧。每侧压迫时间不得超过 10 秒,不可用力过大,也不可同时压迫双侧,以免心搏骤停。年龄超过 70 岁者禁用此法,一般尽量不采用此法。

### 三、药物转复

建立静脉通道,一经转复为窦性心律,立即停止推药。可选用以下药物。

1. 腺苷 6mg 于 2 秒内快速静脉注射完(不稀释),无效时可于 2~3 分钟后加倍剂量重复 1 次。本药可兴奋迷走神经,对窦房结、房室结有明显的抑制作用,可消除折返环路终止室上性心动过速,该药具有起效快、作用消除迅速的特点,其不良反应也极高,可见为胸部压迫感、呼吸困难、面部潮红、心动过速终止后可出现窦性心动过缓、窦性停搏、房室传导阻滞等心律失常,通常仅持续数十秒,一般不需特殊处理。本药仍有一定潜在危险,心脏传导阻滞、病态窦房结综合征、支气管哮喘、冠心病、高龄及有过敏史者禁用。腺苷也可诱发心房纤颤(简称房颤),预激综合征并发的室上性心动过速慎用。

2. 普罗帕酮(心律平) 70~105mg 或 1.0~1.5mg/kg,经稀释后于 3~5 分钟静脉注射完,无效可于 10~20 分钟后重复应用,总量＞350mg。本药有降低心肌自律性与消除折返的作用。适用于阵发性室上性心动过速、阵发性室性心动过速及心房纤颤伴快速心室率,尤适用于预激综合征并发阵发性室上性心动过速或心房纤颤伴快速心室率者。但对有心脏传导阻滞、病态窦房结综合征、心力衰竭、血压下降、严重电解质紊乱、严重肺部疾患者禁用,妊娠 3 个月内及哺乳期妇女慎用。

3. 维拉帕米(异搏定) 5~10mg 或 0.15mg/kg,稀释后于 3~5 分钟静脉注射完,无效可于 20 分钟后重复应用,总量不超过 20mg。本药为钙通道阻滞剂,可抑制房室结内的前向或逆向传导及心肌自律性。但心脏传导阻滞、预激综合征并发阵发性室上性心动过速且 QRS 增宽、预激综合征并发心房纤颤,以及病态窦房结综合征、心力衰竭、血压下降、洋地黄中毒、2 周内应用过普萘洛尔等 β- 受体阻滞剂者禁用。

4. 胺碘酮 150mg 或 3mg/kg,稀释后于 3~5 分钟静脉注射完,无效时可于 10 分钟后重复应用。总量不超过 450mg 或 9mg/kg。本药能延长房室结、心房、心室肌纤维的动作电位时程和有效不应期,可减慢传导,延长房室传导,尤其适用于预激综合征并发阵发性室上性心动过速者。但对患有心脏传导阻滞、病态窦房结综合征、心力衰竭、重度二尖瓣狭窄、甲状腺功能亢进者禁用。

5. 毛花苷 C(西地兰) 0.4~0.8mg,稀释后于 5 分钟静脉注射完。本药除有正性肌力作用外,还可抑制房室传导,尤其适用于阵发性室上性心动过速伴心力衰竭者。但预激综合征并发阵发性室上性心动过速且 QRS 增宽、预激综合征并发心房纤颤者禁用,2 周内应用过洋地黄制剂或急性心肌梗死于 24 小时内者慎用。

6. 普萘洛尔(心得安) 2~5mg 静脉注射,无效时可于 20 分钟后重复 1 次,伴有高血压或心绞痛可首选本药,有病态窦房结综合征、支气管哮喘禁用。也可选用美托洛尔(倍他乐克)首次 2.5mg 静脉注射,最大量 5mg,以 1~2mg/min 的速度注入,无效时 5 分钟重复 1 次,总量不超过 10~15mg。本药为 β- 受体阻滞剂,可阻断心肌的 β- 受体,减慢心率,抑制心脏收缩与传导,降低心肌耗氧量,抑制肾素的释放,降低血浆肾素的浓度。房室传导阻滞、病态窦房结综合征、心力衰竭、心源性休克、支气管哮喘禁用;糖尿病、甲状腺功能亢进、慢性阻塞性肺气肿、妊娠和哺乳期间妇女慎用。

### 四、经食道心房调搏超速抑制

在插入食道电极后,以比心动过速的心率快 20% 的频率,持续 30 秒或短阵 8~10 次心房超速起搏,可终止发作。此方法适用于上述治疗无效者,尤其病态窦房结综合征并发阵发性室上性心动过速者,可首选此法。但对预激综合征、心力衰竭、心绞痛者慎用此法。

### 五、同步电转复

于宽 QRS 的心动过速难以鉴别激动起源时,可选用此法。此外,经上述治疗无效或已发生心力衰竭、血压明显下降等血流动力学显著改变者,亦可首选此法,电能量为 50J,无效时可递增 50J。但洋地黄中毒所致的心动过速患者禁用此法。

## 【转运条件】

1. 转复为窦性心律 如转复未能成功,但无心绞痛、心力衰竭、血压下降及晕厥等血流动力学明显改变的表现。

2. 患者取平卧位、半卧位。

3. 必要时吸氧。

4. 保持静脉通道。

5. 心电监护。

6. 途中严密监控患者的意识、心率、心律、呼吸、血压等病情变化。

# 第二节　室性心动过速

室性心动过速,指发生于希氏束分叉以下的一组快速心律失常,频率超过 100 次 /min,至少连续 3 次的室性搏动,可迅速发生心室颤动,故应立即复律,以防猝死。

## 【诊断要点】

### 一、病因

多有器质性心脏病,以及低钾血症、药物中毒等,尤其急性心肌梗死。偶见于无明显器质性心脏病者。

### 二、临床表现

症状的轻重取决于心室率的快慢、发作持续时间的长短、原发病的严重程度及心功能状态等,可导致不同程度的血流动力学改变。常见心悸、全身乏力、头晕、晕厥、血压下降、休克、心绞痛、少尿、急性肺水肿、呼吸困难、面色苍白、四肢厥冷等,也可迅即发生室颤、心室扑动、阿 - 斯综合征而猝死。尤其在急性心肌梗死时,则预示着室颤的发生。听诊时第一、二心音分裂,第一心音强度及血压可随心搏变化。心率多为 150~200 次 /min,节律基本规则或稍不规则。如为尖端扭转型室速,心律可绝对不齐。

### 三、心电图

1. 连续 3 个或 3 个以上的宽大畸形的 QRS 波群,QRS 时间 > 0.12 秒,心室率多为 100~200 次 /min。R-R 间期可相差 0.04 秒。

2. T波与 QRS 主波方向相反。

3. 无 P 波或 P 波少于 QRS 波群,且无固定关系。但可有 1∶1 房室传导,须与阵发性室上性心动过速伴差异传导鉴别。

4. 尖端扭转型室性心动过速的心电图

（1）短阵出现的宽大的 QRS 波群,振幅不断变化,每隔 5~10 个不等,逐渐或突然扭转其方向。心室率 200~250 次 /min。

（2）常发生于基础心率减慢时,可见所谓的"长 - 短"现象,即在明显的心动过缓的长 R-R 后,或期前收缩(早搏)后的代偿间歇之后的一个短联律间期的 RonT( 或 RonU )室性早搏,并呈二联律。同时,T 波或 U 波增宽。

（3)P 波不易辨认。

（4）发作间期为正常的窦性心律或缓慢心律,Q-T 间期明显延长。

（5）常与三度房室传导阻滞同时存在。

（6)可自行终止,也可迅即发生心室颤动。

## 【即刻处理】

原则:争分夺秒,必须立即转复为窦性心律,防止发生心室颤动而猝死,积极治疗原发病。

### 一、一般处理

1. 绝对卧床休息,保持安静。

2. 必要时吸氧。

3. 持续心电监护。

### 二、药物转复

1. 利多卡因　本药可作为首选,负荷量 50~100mg 或

1~2mg/kg 静脉注射，如无效可于 5~10 分钟重复应用，总量不超过 300mg/h。有效后继以维持量 500~2 000mg 加入 5% 葡萄糖溶液 500ml 中静脉滴注，2~4mg/min。

2. 胺碘酮　负荷量 150mg 或 3mg/kg，稀释后于 3~5 分钟内静脉注射完，无效时可于 10 分钟后重复应用，总量不超过 450mg 或 9mg/kg。有效后继以维持量 500mg，加入 5% 葡萄糖溶液 500ml 中静脉滴注，1mg/min。本药可延长房室传导，尤其适用于预激综合征并发阵发性室上性心动过速者。但对患有心脏传导阻滞、病态窦房结综合征、心力衰竭、重度二尖瓣狭窄、甲状腺功能亢进者禁用。

3. 普洛萘尔（心律平）　负荷量 70~105mg 或 1.0~1.5mg/kg，稀释后于 3~5 分钟静脉注射完，无效时可于 10 分钟后重复应用，总量不超过 350mg。有效后继以维持量 0.5~1.0mg/min 静脉滴注。本药能延长房室结、心房、心室肌纤维的动作电位时程和有效不应期，并减慢传导，有降低心肌自律性与消除折返的作用。适用于阵发性室性心动过速与阵发性室上性心动过速、心房纤颤伴快速心室率。但对有心脏传导阻滞、病态窦房结综合征、心力衰竭、血压下降、严重电解质紊乱、严重肺部疾病患者禁用，妊娠 3 个月内及哺乳期的妇女慎用。

4. 溴苄铵　负荷量 250mg，稀释后于 10 分钟内静脉注射完，无效时于 5~10 分钟后可重复应用。有效后继以维持量 500~1 000mg，加入 5% 葡萄糖溶液 500ml 中静脉滴注，1~2mg/kg。本药尤适用于利多卡因无效时。

### 三、尖端扭转型室性心动过速的处理

1. 积极治疗原发病　部分患者可因应用抗心律失常药物，如奎尼丁、普罗帕酮、胺碘酮等所致，应及时停药，并纠正

低钾血症、低镁血症。

2. 异丙肾上腺素　1mg 加入 5% 葡萄糖溶液 500ml 中静脉滴注，2μg/min，随时调整用量，使心率维持在 120 次 /min 左右，以缩短 Q-T 间期。

3. 10%~25% 硫酸镁　5~10ml 缓慢静脉注射后，继续以 20ml 加入 5% 葡萄糖溶液 500ml 中静脉滴注。

## 四、洋地黄中毒所致的阵发性室性心动过速的处理

1. 苯妥英钠　100~200mg，加入 25% 葡萄糖溶液 40ml 中于 10~20 分钟静脉注射完。无效时可于每 10 分钟后重复 1 次，总量不超过 500mg。

2. 15% 氯化钾　10ml 加入 5% 葡萄糖溶液 500ml 中静脉滴注。

## 五、同步电转复

应用药物无效，尤其发生心力衰竭、血压下降、休克、心绞痛、晕厥等血流动力学障碍时，以及尖端扭转型室性心动过速持续时间超过 1 分钟时，均应毫不犹豫地选用同步电转复。首次能量 50 焦耳，无效时每次可递增 50J。但洋地黄中毒引起的室性心动过速、病态窦房结综合征及低钾血症等禁用此法。如已发生心室颤动，立即非同步电转复。

## 六、纠正电解质紊乱

## 七、一旦发生室颤，立即电击除颤

## 八、积极治疗原发病

## 【转运条件】

1. 已转复为窦性心律,且无频发室性早搏、多源性室性早搏、连发室性早搏及 RonT(即室性早搏的 R 波落在前一搏动的 T 波上,极易发生室性心动过速及心室颤动)等恶性室性早搏出现。

2. 无心绞痛、心力衰竭、心源性休克、晕厥等严重血流动力学改变的表现。

3. 患者取平卧位。

4. 必要时吸氧。

5. 确保静脉通道通畅。

6. 持续心电监护,并备有除颤器等复苏设备。

7. 途中至少应有 2 名医务人员严密监控患者的意识、面色、呼吸、心率、心律、血压、周围循环及原发病等病情变化。

# 第三节 心房纤颤伴快速心室率

心房纤颤伴快速心室率,指心房内产生多个异位起搏点或因心房肌复极不一致而引起心房内多处微返折,使心房丧失了规律、协调、有效的收缩功能,于是导致快速而不规则的激动,同时伴有心室率过快。

## 【诊断要点】

### 一、病因

多有器质性心脏病,如风湿性心脏瓣膜病、冠心病、高血压性心脏病、心肌病、感染性心内膜炎、缩窄性心包炎、慢性肺源性心脏病、洋地黄中毒以及甲状腺功能亢进症（简称"甲亢"）、手术后等，也可见于正常人，可在情绪激动、运动、急性酒精中毒时发生。

## 二、临床表现

心房纤颤症状的轻重主要受心室率的影响，心室率不快时可无症状，通常当心室率＞120 次 /min 时，可出现心悸、头晕、心绞痛、心力衰竭、血压下降、休克、晕厥等。无论阵发性房颤或持续性房颤，听诊心音强弱不一、节律绝对不齐，脉搏短绌。心房纤颤发生后，还可引起心房内血栓形成，如血栓脱落可引起体循环动脉栓塞，以脑栓塞最为常见。

## 三、心电图

1. P 波消失，代之以形态不同、间距与振幅不等的 f 波，频率为 350~600 次 /min。

2. QRS 波群形态不同、间距与振幅绝对不等，心室率超过 100 次 /min，多为 120~180 次 /min，甚至超过 200 次 /min。伴室内差异性传导时，QRS 波群可增宽。

## 【即刻处理】

原则：尽快将心室率降至 100 次 /min 以下或转复为窦性心律。

## 一、一般处理

1. 卧床休息，保持安静。
2. 必要时吸氧。
3. 心电监护。

## 二、药物应用

心室率＞120 次 /min,应在心电监护下,选用以下药物:

1. 普罗帕酮(心律平)　负荷量 70~105mg 或 1.0~1.5mg/kg,稀释后于 3~5 分钟静脉注射完,无效时可于 10 分钟后重复使用,总量不超过 350mg。有效后继以维持量 0.5~1mg/min 静脉滴注。本药能延长房室结、心房、心室肌纤维的动作电位时程和有效不应期,并减慢传导,有降低心肌自律性与消除折返的作用。适用于阵发性室性心动过速与阵发性室上性心动过速、心房纤颤伴快速心室率。但对有心脏传导阻滞、病态窦房结综合征、心力衰竭、血压下降、严重电解质紊乱、严重肺部疾患者禁用,妊娠 3 个月内及哺乳期的妇女慎用。

2. 维拉帕米(异搏定)　5~10mg 或 0.15mg/kg,稀释后于 3~5 分钟静脉注射完,无效可于 20 分钟后重复使用,总量不超过 20mg。本药为钙通道阻滞剂,可抑制房室结内的前向或逆向传导以及心肌自律性。但心脏传导阻滞、预激综合征并发阵发性室上性心动过速且 QRS 增宽、预激综合征并发心房纤颤以及病态窦房结综合征、心力衰竭、血压下降、洋地黄中毒、2 周内应用过普萘洛尔等 β- 受体阻滞剂者禁用。

3. 胺碘酮　150mg 稀释后静脉注射。但对有心脏传导阻滞、病态窦房结综合征、心力衰竭、甲亢者禁用。

4. 毛花苷 C(西地兰)　0.4~0.8mg 稀释后静脉注射,无效时可于 1~2 小时后重复应用 0.2~0.4mg。尤其适用于伴心力衰竭者。但对预激综合征并发心房纤颤者禁用,2 周内应用过洋地黄制剂或急性心肌梗死于 24 小时内者慎用。

5. 普萘洛尔(心得安)　1~3mg 稀释后静脉注射。尤其适用于甲亢患者。但对预激综合征并发心房纤颤、心力衰竭、有支气管哮喘病史及 2 周内应用过维拉帕米者禁用。

### 三、同步电转复

在药物治疗无效且出现心力衰竭、血压下降、晕厥等严重血流动力学改变，或预激综合征并发心房纤颤、且心室率超过 180 次 /min，均应及时选用此法，能量为 100~200J。洋地黄中毒者禁用此法。

### 【转运条件】

1. 心室率已控制在 100~120 次 /min 以下或已转复为窦性心律。

2. 心室率虽然 > 120 次 /min，但无心绞痛、心力衰竭、血压下降、晕厥等血流动力学改变。

3. 患者取平卧位。

4. 必要时吸氧。

5. 必要时心电监护。

6. 必要时保持静脉通道。

7. 途中严密监控患者的心率、心律、脉搏、呼吸、血压等病情变化。

## 第四节　Ⅲ度房室传导阻滞

房室传导阻滞是指房室交界区脱离了生理不应期后，心房冲动传导延迟或不能传导至心室。Ⅲ度房室传导阻滞即完全性房室传导阻滞，是指心房的激动完全不能传到心室，甚至发生心室停搏而猝死。

## 【诊断要点】

### 一、病因

主要见于急性心肌梗死,还可见于心肌炎、心内膜炎、心肌病、急性风湿热、原发性高血压、严重电解质紊乱、洋地黄中毒、β-受体阻滞剂或钙通道阻滞剂过量、迷走神经兴奋性增高等患者。

### 二、临床表现

Ⅰ度房室传导阻滞多无症状;Ⅱ度房室传导阻滞可出现心悸与心搏脱漏;Ⅲ度房室传导阻滞症状的轻重,主要取决于心室率的快慢以及原发病的情况。可出现心悸、胸闷、头晕、乏力、心绞痛、心力衰竭、室性心律失常等。甚至发生阿-斯综合征、心室颤动、心室停搏。听诊心率缓慢、心律整齐,第一心音强弱不等,可闻大炮音。

### 三、心电图

(一)**Ⅰ度房室传导阻滞** 每个 P 波均可传到心室,但传导减慢或延迟,P-R 间期延长,成人 > 0.20 秒,儿童 > 0.08 秒。

(二)**Ⅱ度房室传导阻滞** 间断出现 P 波不能下传至心室,故部分 P 波后无相应的 QRS 波群,亦称心室脱漏。Ⅱ度房室传导阻滞又可分为 2 型。

1. Ⅱ度Ⅰ型(文氏或莫氏Ⅰ型) P-R 间期进行性延长直至 P 波后 QRS 脱落;R-R 间期进行性缩短,直至 P 波不能下传至心室,此现象反复出现。

2. Ⅱ度Ⅱ型(莫氏Ⅱ型) 部分 P 波不能下传至心室,但下传的 P-R 间期正常。

（三）Ⅲ度房室传导阻滞　心房与心室各自有固定匀齐的频率，心房率快于心室率，二者无固定关系，心室率多在 20~40 次 /min。QRS 波群形态可正常或宽大畸形，＞ 0.12 秒。

## 【即刻处理】

原则：尽快将心室率维持在 60~70 次 /min，防止发生阿 - 斯综合征等而猝死。

### 一、一般处理

1. 绝对卧床休息，保持安静。
2. 吸氧。
3. 持续心电监护。

### 二、药物应用

1. 异丙肾上腺素　0.5~1.0mg 加入 5% 葡萄糖溶液 500ml 中静脉滴注，起始量 1~2μg/min，严密监控心率、心律，随时调整用量，使心率维持在 60~70 次 /min。本药为 β- 肾上腺素能受体兴奋剂，对窦房结及房室结均有很强的兴奋作用，使传导加快，从而改善心动过缓及房室传导阻滞；同时，还有正性肌力作用，使心排血量及心肌耗氧量均增加。用量过大不仅不能明显增加心率，反而使传导阻滞加重，而且还可引起快速室性心律失常，并引起或加重心肌缺血。

2. 阿托品　0.3~0.5mg，静脉注射或肌内注射，必要时可于 5 分钟后重复 1 次。本药可抑制迷走神经兴奋性，加速房室传导。主要适用于迷走神经兴奋性增高导致的房室传导阻滞。但青光眼患者禁用。

3. 氨茶碱　250mg 加入 5% 葡萄糖溶液 500ml 中，于

4 小时内静脉滴注完。本药有拮抗腺苷受体的作用,可逆转腺苷对心脏的异常电生理效应,能改善心脏传导、增加高位起搏点的心率。

4. 氢化可的松 200mg 加入 5% 葡萄糖溶液 500ml 中静脉滴注。也可选用地塞米松 10mg 或甲泼尼龙 40mg 静脉注射。适用于急性心肌梗死、急性心肌炎等引起的房室传导阻滞。

5. 碳酸氢钠或乳酸钠 有改善心肌细胞应激性、促进传导系统心肌细胞对拟交感神经药物反应的作用。一般用克分子溶液 100~200ml 静脉滴注或静脉注射,尤其适用于高钾血症或伴有酸中毒时。

### 三、安装临时或永久性起搏器

如果药物治疗无效,或心率缓慢伴有心脑供血不足症状,或曾有阿-斯综合征发生的Ⅱ度Ⅱ型、Ⅲ度房室传导阻滞及病态窦房结综合征者,均应尽快考虑安装临时或永久性起搏器。

### 四、积极治疗原发病

## 【转运条件】

1. 无头晕、晕厥、心衰、低血压、心绞痛等血流动力学改变,心室率不得低于 50 次 /min。

2. 血压在安全范围。

3. 患者取平卧位、半卧位。

4. 必要时吸氧。

5. 持续心电监护,并备有复苏设备。

6. 确保静脉通道通畅。

7. 途中应有 2 名医务人员严密监控患者的神志、心率、心律、呼吸、血压以及原发病等病情变化。

# 第三章 急性左心衰竭

急性左心衰竭,指由于各种原因引起的左心排血量,在短时间内急剧减少而导致严重的左心室及左心房舒张压增高、肺淤血等综合征。

## 【诊断要点】

### 一、病因与诱因

临床上多见于急性心肌梗死范围超过左心室的 20% 时,还可见于心肌病、心肌炎、心脏瓣膜病、高血压、严重贫血、甲亢、高原病等疾病,以及感染、心律失常、妊娠、分娩、用力排便、情绪激动、体力活动、酸碱平衡或电解质紊乱、过量过快的输液等诱因。

### 二、临床表现

突发呼吸困难,尤其夜间阵发性呼吸困难,不能平卧,端坐呼吸,呼吸急促,可达 30~40 次 /min,可伴窒息感、面色灰白、口唇发绀、烦躁不安、大汗淋漓、皮肤湿冷,可咳出浆液性泡沫痰,重者咳出大量粉红色泡沫痰;双肺可闻及不同程度的干湿啰音,尤以两肺底对称性水泡音为著;心率明显增快,心音低钝,心尖区可闻舒张期奔马律等。开始血压可增高,以后可降至正常或正常以下。重者呼吸抑制、窒息、意识障碍、休克、猝死。

### 三、Killip 将急性心肌梗死发生泵衰竭分为 5 级

Ⅰ级　无心力衰竭,但肺毛细血管楔嵌压可增高,病死率低于 5%。

Ⅱ级　轻至中度心力衰竭,肺部啰音范围小于两肺野的 50%,可闻及第三心音奔马律、窦性心动过速或其他心律失常,静脉压增高,X 线示肺淤血,病死率 10%~20%。

Ⅲ级　重度心力衰竭,肺部啰音范围超过两肺野的 50%,出现急性肺水肿,病死率 30%~40%。

Ⅳ级　心源性休克,病死率 85%~95%。

Ⅴ级　心源性休克合并急性肺水肿,病死率极高。

### 四、鉴别诊断

除外支气管哮喘、喘息性支气管炎、肺梗死等。急性左心衰竭与支气管哮喘的鉴别见表 2-3-0-1。

表 2-3-0-1　急性左心衰竭与支气管哮喘的鉴别

|  | 急性左心衰竭 | 支气管哮喘 |
| --- | --- | --- |
| 病史 | 多有高血压、心脏病史,可有反复发作史 | 多有过敏史、反复发作史、家族史 |
| 起病年龄 | 多见于中老年 | 多见于儿童、青少年 |
| 发病季节 | 多有季节性 | 寒冷季节及闷热天气发病较高 |
| 诱因 | 可有感染、劳累、激动、过量或过快输液、心律失常 | 接触过敏原、上呼吸道感、剧烈运动、吸入非特异性刺激物 |

续表

| | 急性左心衰竭 | 支气管哮喘 |
|---|---|---|
| 呼吸困难特点 | 多为夜间突发呼吸困难端坐呼吸、不能平卧 | 伴有哮鸣音的呼气性呼吸困难 |
| 听诊特点 | 可闻舒张期奔马律，两肺可闻湿啰音 | 两肺满布哮鸣音 |
| 胸部X线片 | 肺淤血、左心增大 | 可见肺纹理增粗、肺气肿 |
| 有效药物 | 吗啡 | 肾上腺素 |
| 禁用药物 | 肾上腺素 | 吗啡 |

## 【即刻处理】

原则：去除诱因，降低心脏前后负荷，增强心肌收缩力，消除肺水肿，增加心排血量，治疗原发病。

### 一、一般处理

（一）**去除诱因**　立即停止活动，避免情绪激动　取坐位，双下肢下垂，以减少静脉回心血量，并减轻腹腔脏器对于肺的压迫。低血压或休克者，应取半卧位。注意使患者体位舒适，以减少体力消耗。

（二）**吸氧**　以 3L/min 开始，逐渐增加至 6~9L/min。有条件者，同时可使用抗泡沫剂，使肺内泡沫破碎，以增加气体交换面积，一般可吸入通过 30%~50% 酒精湿化瓶的氧气，效果更好，可采用面罩吸氧。

## 二、药物应用

可酌情选用。

（一）吗啡　10mg 肌内注射或 3~5mg 静脉注射，必要时 15~30 分钟后可重复使用。本药可扩张静脉血管，减少回心血量，从而降低心脏前负荷；同时可轻度扩张动脉血管而降低心脏后负荷；并可降低呼吸中枢敏感性，从而中断反射性过度换气，使呼吸困难缓解；还有镇静作用，使耗氧量降低。但高龄、呼吸抑制、血压下降、昏迷、原有慢性阻塞性肺部疾病、支气管哮喘者禁用。也可选用哌替啶 50mg 肌内注射或 30mg 静脉注射，尤适用于伴有支气管痉挛者。

（二）强心　可选用毛花苷 C（西地兰）0.4mg 静脉注射。本药有正性肌力作用。尤适用于心脏增大伴舒张期奔马律或心房纤颤者。但两周内用过洋地黄制剂或急性心肌梗死于 24 小时内者慎用；二尖瓣狭窄者，除伴有心室率过快的心房纤颤外禁用，以免右心排血量增加而加重肺淤血。

（三）利尿　可选用呋塞米（速尿）20~80mg 静脉注射。本药的作用与剂量大小有很大关系，应根据病情决定用量。本药 5 分钟起效，30 分钟作用达高峰，可维持 2 小时。本药对肾脏有直接的扩张血管作用而促进利尿，使回心血量减少，降低肺毛细血管压力，减轻肺淤血；在发生利尿作用前便出现对静脉直接扩张作用。应用本药时应注意尿量及血流动力学改变，过度利尿可使左室充盈压过度降低，反而使心排血量下降，导致低血压；还可引起低钾血症，进而诱发心律失常或洋地黄中毒等。

（四）扩张支气管　当伴有支气管痉挛时，可选用氨茶碱 250mg 肌内注射或 250mg 加入 25% 葡萄糖溶液 20~40ml 中缓慢静脉注射，以免引起严重心律失常、血压下降、惊厥、心搏骤停等不良反应。本药有扩张支气管、强心、利尿及降低肺动脉压的作用。但高龄、甲亢、低血压、心律失常、心率＞140次/min者慎用。也可选用二羟丙茶碱（喘定）250mg肌内注射或稀释后静脉注射，其效果比氨茶碱差很多，不良反应也比氨茶碱小得多。

（五）**严重肺水肿或全身情况差者**　可选用甲泼尼龙40mg静脉注射，也可选用地塞米松10mg静脉注射。

（六）**血管扩张剂的应用**　本类药物不仅可改善心功能，而且可增强心肌活动能力，显著提高心力衰竭的治疗效果，是心力衰竭治疗的重大进展。可根据具体情况选用下列药物。

1. 硝普钠　25~50mg加入5%葡萄糖溶液500ml中静脉滴注（须避光使用），起始量10μg/min，以后每5~10分钟递增5~10μg/min，直至达到所需效果或血压同平日水平。最大剂量可逐渐增至200~300μg/min。不同个体对本药所需的有效剂量差异较大，在应用过程中，必须每3~5分钟测量1次血压。最大的副作用在于有时可引发严重的血压下降，一般停药5分钟即可恢复，必要时应及时应用升压药物。本药是一种强有力、快速的直接周围血管扩张剂，既可降低心脏前负荷而减轻肺淤血，又可降低心脏后负荷而增加心排血量。对于急性左心衰竭或急性肺水肿同时伴有高血压者，以及二尖瓣狭窄或关闭不全、主动脉瓣狭窄或关闭不全者尤为适用。但禁用于血压降低者。

2. 硝酸甘油　10mg加入5%葡萄糖溶液500ml中静脉滴注，起始量10μg/min，以后每5~10分钟递增5~10μg/min，直至达到需要的效果，最大剂量可增至200μg/min。在应用过程中必须严密监控血压。本药可扩张周围静脉，使回心血量减少，左室充盈压下降，从而使心脏前负荷降低而减轻肺淤血；用量大时也可扩张周围动脉，使心脏后负荷降低而增加心排血量；还可扩张冠状动脉，增加心肌血流灌注，改善心肌代谢。适用于各种原因的急性左心衰竭，尤其是急性心肌梗死引起的或伴有明显心肌缺血的急性左心衰竭和肺水肿。但禁用于血压降低、肥厚型心肌病等患者。

3. 酚妥拉明　2~3mg 稀释后缓慢静脉注射，并继以30~50mg 加入 5% 葡萄糖溶液 500ml 中静脉滴注，起始量0.1mg/min，以后逐渐增加用量，一般用量多为 0.3mg/min。而实际应用中，也可在静脉注射本药 2~3mg 后，立即硝酸甘油静脉滴注。本药为 α- 受体阻断剂，以扩张周围动脉为主，同时也可轻度扩张周围静脉，故主要降低心脏后负荷，也可降低心脏前负荷。主要副作用是可使心率增快。血压降低者禁用。

4. 乌拉地尔（亚宁定）　12.5~25.0mg 稀释后缓慢静脉注射，5~10 分钟后血压仍＞ 160/90mmHg 时，可酌情重复应用1 次。也可以 250mg 加入 5% 葡萄糖溶液 500ml 中静脉滴注，40~200μg/min。本药具有外周与中枢双重作用机制。外周作用主要是阻断突触后 α 受体，使血管扩张，外周阻力明显下降；同时也阻断 $\alpha_2$ 受体 - 儿茶酚胺收缩血管的作用。中枢作用主要通过激活 5- 羟色胺 1A 受体，降低延髓血管中枢的兴奋性而起降压作用。如果血压下降至一定程度，又可兴奋延髓血管中枢，避免造成血压过低。本药可降低左心室舒张末压及周围血管阻力，还可降低原有的肺动脉高压及肺毛细血管楔压。在降压过程中，不出现反射性心率增快。因此，可降低心肌耗氧量，增加心肌灌注量，改善肺循环，使心脏前后负荷均降低，心排血量明显增加。另外，本药不影响脑血流量的自动调节，故不会增加颅内压。本药相对安全，适用于伴有血压剧增的急性左心衰竭、高血压急症，以及伴有高血压的颅内高压症等。在应用过程中，仍须严密监控血压，以防血压过度下降，高龄患者慎用。

**（七）非洋地黄类正性肌力药物的应用**　如病情不宜应用洋地黄类正性肌力药物或血压下降、或经上述处理后无明显效果，可选用以下非洋地黄类正性肌力药物。

1. 多巴胺　100~200mg 加入 5% 葡萄糖溶液 500ml 中静脉滴注。本药是去甲肾上腺素的前体，能兴奋 α- 受体与 β-受体，不同剂量可产生不同效应。

（1）小剂量为 2~5μg/（kg·min），可兴奋肾、肠系膜血管及冠状动脉中的多巴胺受体，使血管扩张，肾血流量增加，有明显的利尿作用。

（2）中剂量为 5~10μg/（kg·min），可直接兴奋心肌的 β-受体，增加心肌收缩力，扩张冠状动脉，从而改善心功能。

（3）大剂量为 10~15μg/（kg·min），可兴奋 α- 受体，既有正性肌力作用，又有收缩周围动、静脉血管的作用；如为 15~20μg/（kg·min），正性肌力作用与收缩周围血管的作用则更加强烈。

以上各剂量对于冠状动脉及肾动脉，均有明显的扩张作用，从而使冠状动脉的血流灌注量明显增加，改善心肌缺血，并使肾血流量持续增加而产生排钠利尿作用。一般以小剂量起始，逐渐增加用量，直至出现满意的效果，应根据病情灵活掌握用量。但当用量过大，> 20μg/（kg·min）时，可引起严重心律失常或加重心肌缺血等。在应用过程中，必须严密监控血压、心率、心律、呼吸、肺部啰音及周围循环等变化，随时调整用量。

2. 多巴酚丁胺　250~500mg 加入 5% 葡萄糖溶液 500ml 中静脉滴注,起始量每分钟 2~5μg/kg,逐渐增加用量,一般以每分钟 5~10μg/mg 为宜,1~2min 起效,10 分钟达高峰。本药是多巴胺的衍生物,具有较强的选择性 $β_1$- 受体作用,有正性肌力作用,使心排血量增加,使心脏指数明显增加,其正性肌力作用及改善左心功能作用优于多巴胺。尤适用于急性心肌梗死引起的急性左心衰竭及心源性休克,适用于心排血量下降及心率缓慢造成的心力衰竭。在应用过程中须严密监控血压、心率、心律、呼吸、肺部啰音及周围循环等变化,随时调整用量。

### 三、积极治疗原发病

### 【转运条件】

1. 呼吸困难消失或明显减轻,两肺水泡音消失。
2. 无严重心律失常,心率不超过 120 次 /min。
3. 血压在安全范围。
4. 取坐位或半卧位。
5. 持续吸氧。
6. 确保呼吸道通畅。
7. 确保静脉通道通畅。
8. 持续心电监护。
9. 途中严密监控患者的意识、面色、呼吸、心率、心律、血压、肺部啰音、周围循环以及原发病等病情变化。

# 第四章 休 克 总 论

休克是指由于各种原因造成的有效循环血量急剧减少，导致微循环灌注不足，组织细胞缺氧与代谢异常、器官功能障碍等一系列病理生理变化的临床综合征。

## 【病因与分类】

休克的病因很多，分类方法也很多，以下是院前急救中最常见的几种休克类型。

### 一、心源性休克

最常见的是急性心肌梗死泵衰竭的极期阶段；也见于急性心肌炎、心肌病、乳头肌或腱索断裂、急性心脏压塞、夹层动脉瘤、大块肺梗死等。

### 二、失血性休克

见于各种内、外大出血。

### 三、过敏性休克

指人体对某些致敏源发生的变态反应所致的休克。

### 四、感染性休克

亦称中毒性休克,多由革兰氏阴性杆菌感染后,细菌内毒素等物质入血所致。

## 【临床表现】

各种原因导致的休克,除原发病的表现外,休克的临床表现基本相同。

### 一、按休克发展过程分期,其间无截然界限

**(一)休克早期** 意识清楚,但烦躁、焦虑、恐惧,皮肤、黏膜苍白、口唇、甲床发绀,四肢湿冷,可出现恶心、呕吐,心率增快、呼吸深快、脉搏尚有力,血压不稳定,可正常或稍高、稍低,但脉压差小,尿量减少。此期为微循环缺血期。

**(二)休克中期** 意识模糊、表情淡漠、反应迟钝、软弱无力、口渴、脉搏细速,表浅静脉萎陷,收缩压<80mmHg,脉压<20mmHg,尿量<20ml/h。

**(三)休克晚期** 可发生弥散性血管内凝血(disseminated intravascular coagulation,DIC)及广泛的器官损害,可出现皮肤、黏膜及器官出血,还可发生心力衰竭、脑功能衰竭等,即多器官功能障碍综合征(multiple system organ failure,MSOF)。此期为微循环凝血期。

### 二、按休克严重程度分度,其间无明显界限

**(一)轻度休克** 意识清楚、烦躁不安、面色苍白、口渴、出汗、尿量略减、心率达100次/min,脉搏尚有力,收缩压降至80~70mmHg,脉压<30mmHg。相当于有效循环血量减少20%~30%。

（二）中度休克 意识尚清、面色苍白、表情淡漠、四肢发冷、肢端发绀、极度口渴、心率 100~120 次 /min，收缩压降至 70~60mmHg，脉压 < 20mmHg，尿量明显减少。相当于有效循环血量减少 30%~40%。

（三）重度休克 意识模糊、反应迟钝、面色苍白、发绀、四肢厥冷，心率 > 120 次 /min，心音低钝，脉搏细弱无力或稍加压后即消失，收缩压降至 60~40mmHg，尿量明显减少或无尿。相当于有效循环血量减少 40%~50%。

（四）极重度休克 昏迷、呼吸浅而不规则、口唇皮肤发绀、四肢厥冷、脉搏触不到，心音低钝，收缩压 < 40mmHg，无尿。相当于有效循环血量减少 50% 以上，并可有广泛的皮下、黏膜及内脏出血，并有 MSOF 表现。

## 三、按血流动力学的变化分型

（一）低排高阻型休克 亦称冷休克，其特点为末梢血管痉挛，外周血管阻力增高，心排血量严重减少，伴严重的酸中毒。患者多有意识障碍，皮肤及四肢苍白、发绀、湿冷、表浅静脉萎陷，心率增快，血压下降，脉压 < 20mmHg，少尿或无尿。

（二）高排低阻型休克 亦称暖休克，其特点为末梢血管扩张，外周血管阻力降低，心排血量无明显减少，伴严重酸中毒。患者多意识清楚，皮肤及四肢红润、温暖、干燥，表浅静脉充盈，心率可略快，血压明显下降，脉压 > 20mmHg，尿量略减。

## 【诊断要点】

凡符合下列第 1 项，以及第 2~4 项中的任 2 项和第 5~7 中的任 1 项者，即可诊断为休克。

1. 有发生休克的病因。

2. 意识异常。

3. 脉搏 ≥ 100 次 /min, 细弱或触及不到。

4. 皮肤、黏膜 四肢湿冷, 胸骨部位皮肤指压阳性(压后再充盈时间 > 2 秒), 皮肤花纹、黏膜苍白或发绀。

5. 尿量 < 30ml/h 或无尿。

6. 收缩压 < 80mmHg。

7. 脉压 < 20mmHg。

8. 原有高血压者, 收缩压较原有水平下降 30% 以上。

## 【主要监控指标】

由于院前急救不具备实验室检查、血流动力学监测及其他特殊检查的条件, 因此在抢救休克的全过程中严密监控以下十大指标对于休克的类型及严重程度判断、病情变化掌握、抢救效果评估, 以及抢救方案补充、调整与完善都是非常重要的。

### 一、意识

可反映脑组织血流灌注情况。休克早期, 脑血流量为明显减少, 交感神经兴奋, 患者可表现为烦躁、焦虑或激动; 休克加重时, 脑血流量减少, 可由兴奋转为抑制, 意识模糊、反应迟钝、甚至昏迷。

### 二、脉搏

休克早期, 脉搏的改变比血压的改变出现得更早, 因此更有利于休克的早期判断, 脉搏增快、微弱、甚至触摸不到, 是提示发生休克的重要征象。

### 三、血压

动脉血压是反映心脏功能、血容量、血管阻力、组织灌流量等状态的重要依据。尤其在现场急救中,愈显重要,最能直接反映休克的不同阶段及救治效果等。

### 四、皮肤

包括皮肤的色泽、温度、湿度。

可反映周围血管阻力的改变。皮肤苍白、湿冷表示周围血管收缩,小动脉阻力增高;皮肤红润、温暖说明周围组织微循环得到改善,小动脉阻力降低,常提示休克好转。

### 五、颈静脉或周围静脉充盈度

可提示血容量情况,如静脉萎陷,提示血容量不足;如静脉充盈过度,提示心力衰竭或补液过量。

### 六、甲皱微循环

甲床下有丰富的毛细血管,用手指压迫患者指甲远端则变为苍白,放松时甲床由苍白转为红润 < 2 秒,说明甲皱微循环良好;相反,恢复较慢,或甲床由苍白转为发绀,说明机体微循环灌注不良。

### 七、呼吸

呼吸深而快,多为代谢性酸中毒所致,严重时呼吸深而慢;发生急性呼吸窘迫综合征时,呼吸频率 > 35 次 /min;发生心力衰竭时,呼吸困难加重。

## 八、尿量

尿量是反映重要器官血流灌注充足与否的最敏感的指标。应留置导尿管测定每小时尿量。补足血容量后，如仍无尿或少尿，应查明原因，积极治疗，直至尿量 > 20ml/h。尿量 > 30ml/h，说明肾脏血流灌注良好。

## 九、休克指数

休克指数 = 脉率 ÷ 收缩压

　　　　 = 0.5 表示血容量大约正常

　　　　 = 1.0 表示血容量减少 20%~30%

　　　　 > 1.0 表示血容量减少 30%~50%

## 十、持续心电监护

休克极易发生各种严重心律失常，甚至心搏骤停，尤其心源性休克更需严密监控心率、心律等变化。

## 【即刻处理】

针对不同病因进行处理，如补足血容量、增强心肌收缩力、改善周围血管阻力及微循环、纠正酸中毒，保护重要脏器功能，积极治疗原发病。休克的现代诊断与救治均有赖于实验室及血流动力学监测的有力支持，而院前急救无此条件，医护人员更要技胜一筹。

### 一、一般治疗

1. 取平卧位，不用枕头　如心源性休克伴有心力衰竭而不能平卧，可取半卧位。注意保暖，保持环境安静，避免不必要的搬动。

2. 保持呼吸道通畅　可采用鼻塞、鼻导管或面罩给予吸氧，5~10L/min。必要时，可行气管内插管给氧。

## 二、补足有效循环血量

任何原因引起的休克均存在不同程度的血容量绝对或相对不足，补足血容量，以保证有效的心排血量及微循环灌注，是抗休克最基本的措施。迅速采用套管针在周围大静脉建立2 条或以上静脉通道。

### （一）液体的选择

1. 晶体液　主要用以补充细胞外液。

（1）葡萄糖溶液：不能作为扩容剂，因为葡萄糖分子可进入细胞内，其维持渗透压的作用随其氧化而消失，而且随糖输入的水分仅 5% 存留在血浆中，大部分进入细胞内，因而大量输入葡萄糖可导致细胞水肿、脑水肿、肺水肿等。同时，因休克患者对胰岛素有对抗，糖的利用能力差，输入葡萄糖促成高血糖，糖可利尿和脱水。

（2）0.9% 氯化钠溶液：又称生理盐水，事实上"生理盐水"并不"生理"。生理盐水所含钠离子与氯离子各 154mmol/L，而血浆中钠离子的浓度为 140mmol/L，氯离子浓度为 103mmol/L。如果对已发生酸中毒者大量应用，可引起高氯性酸中毒，如休克患者已发生肾功能障碍，则高氯性酸中毒更加严重。因此，"生理盐水"用量大时应与 1.25% 碳酸氢钠按 2：1 的比例输入。为避免生理盐水的不良反应，目前主张以应用乳酸钠林格液为主。

（3）乳酸钠林格液（平衡盐溶液）：每 100ml 中含氯化钙0.02g、氯化钾 0.03g、氯化钠 0.6g、乳酸钠 0.31g 所含电解质浓度与细胞外液相似。此种液体可直接补充细胞外液、扩张血容量，并能抑制组织间液向血管内转移，从而更好地维持有效循环，并避免了单纯大量注入 0.9% 氯化钠溶液的弊端。

（4）林格液（复方氯化钠溶液）：每 100ml 中含氯化钠 0.82~0.90g，氯化钾 0.025~0.035g，氯化钙 0.030~0.036g，比 0.9% 氯化钠溶液成分完全。

（5）7.5% 氯化钠溶液：本溶液是特别适用于低血容量性休克的高渗溶液，效果最佳的是 7.5% 氯化钠溶液，4ml/kg 静脉滴注，10 分钟后即可使血压回升，并能维持 30 分钟，可迅速扩充血容量、改善微循环，增强心肌收缩力，使肌肉与皮肤的动、静脉收缩，不影响肺功能，用于失血性休克时还可降低颅内压，改善肺循环，仅用 1/10 的用量即可扩容。因此，特别适用于院前急救，更适用于大量补液有矛盾的患者。其缺点是可刺激组织、造成坏死，并可导致血栓形成，用量过大可使细胞脱水发生意识障碍，偶尔出现支气管痉挛，故只适用于大静脉输入，速度不宜过快。

2. 胶体液　主要可使组织间液回收到血管内，提高血浆渗透压；降低血液黏滞度，改善微循环，防止 DIC 等。可选用 6% 羟乙基淀粉、右旋糖酐 40（低分子右旋糖酐）、右旋糖酐 70（中分子右旋糖酐）等。

（二）补液量及补液速度　应根据休克的病因及休克的程度等指标决定补液量及补液速度。如老年人或心脏病患者补液速度则不宜过快，而急性大出血所致的休克补液速度则宜快些。

### 三、血管活性药物的应用

在院前急救中无血流动力学监测条件，应用血管活性药物更要掌握好用药指征。既不能单纯为了追求正常血压而滥用强烈的血管收缩剂,也不能忽视重要器官所必须的灌注压而片面强调应用血管扩张剂。血管活性药物的应用仅是抗体克综合措施之一,必须同时采取其他救治措施。其应用的基本原则如下:

1. 各种类型的休克均必须首先补足血容量,血压仍不回升或休克未见改善,方可应用血管活性药物,尤其应用血管扩张剂更须谨慎,否则只能使血压更低、加重休克。

2. 如果患者血压极低,一时难以迅速补充血容量,可在补液的同时应用血管收缩剂先将血压提高,作为应急措施以保证重要器官的血流灌注,如重度的心源性休克。

3. 血管收缩剂不可用量过大,以免引起血管过度收缩,加重重要器官及微循环灌注不足;或使外周阻力过度增高,增加心脏后负荷,恶化心脏功能。

4. 避免血压骤升骤降、波动过大。一般勿使血压高于平日水平。原无高血压者,收缩压可维持在 90~100mmHg 为宜;原有高血压者可维持在 100~120mmHg 为宜。

5. 在应用血管活性药物的同时,必须及时纠正酸中毒及电解质紊乱,否则血管活性药物难以发挥作用。

6. 在补足血容量、应用血管收缩剂以及纠正酸中毒后,血压仍不回升,或出现周围血管痉挛现象时,可谨慎试用血管扩张剂。

7. 应用血管扩张剂的开始,可能出现一过性血压下降,但降低以不超过 10~20mmHg 为宜。此时如休克并未加重,可观察 30~60 分钟,待微循环改善后,血压多可回升。如血压仍不回升或休克加重,应减量或停药或加用血管收缩剂。

8. 应用血管扩张剂后,微循环中的大量酸性代谢产物进入体循环,应及时纠正酸中毒。

## 四、纠正酸中毒

各种类型的休克均可存在不同程度的酸中毒。纠正酸中毒可提高血管活性剂的效应,可增强心肌收缩力,改善微循环,防止 DIC 的发生与发展。纠正酸中毒除应用碱性药物外,更应改善微循环灌注,尤其在应用血管扩张剂后,淤滞在微循环中的大量酸性代谢产物进入体循环,加重静脉内酸中毒。这些情况均须应用碱性药物纠正酸中毒,以缓解休克。如重度休克或休克时间持续 1 小时以上,或应用血管活性剂后而生压效果不佳,应考虑代谢酸中毒的存在,通常可先给予 5% 碳酸氢钠 100~200ml 静脉滴注。

## 五、肾上腺皮质激素的应用

本类药物适用于感染性(须有强大的抗生素支持)、心源性休克、过敏性休克,以及一些顽固性休克,以早期、大量、短程应用,有利于患者渡过险关。

## 六、纳洛酮的应用

休克时,血中 β- 内啡肽水平增高,并通过中枢的阿片受体抑制心血管功能,使血压下降。而纳洛酮为阿片受体阻断剂,具有拮抗 β- 内啡肽的作用及兴奋中枢的作用,使肾上腺髓质分泌增多,从而血中的肾上腺素及去甲肾上腺素水平增高,使血压增高;也能拮抗外周组织释放的阿片样肽的作用;具有降低迷走神经对心血管的抑制作用;还能在稳定溶酶体膜、兴奋呼吸、增加心排血量、增加组织灌注、改善休克时血流动力学等方面起到积极作用,往往能迅速逆转休克。本药副作用少,偶有躁动、心律失常、血糖降低等。

## 七、积极防治并发症

积极防治心律失常、心力衰竭、急性呼吸窘迫综合征（acute respiratory distress syndrome，ARDS）、急性肾衰竭、脑水肿、DIC，以及水、电解质及酸碱平衡紊乱等，应贯穿抢救休克的全过程。

## 八、积极治疗原发病

只有在抢救休克的同时积极治疗原发病，才有可能逆转休克。但治疗原发病也应区分轻重缓急，有的必须优先处理，有的应与抗休克同治疗，有的则属院内后续治疗。如急性创伤大出血导致的失血性休克，必须当即采取有效的止血措施，而清创则属院内后续治疗；严重心律失常则必须立即得到有效的控制，休克才能逆转；而感染性休克的控制感染则属院内后续治疗。

# 第五章　休克各论

各类型休克的具体抢救各有不同，下面介绍几种在院前急救工作中比较多见的休克处理。

## 第一节　心源性休克

心源性休克，指由于心肌广泛而严重受损，导致心排血量急剧减少，造成全身微循环灌注不良，出现一系列以缺血缺氧、代谢障碍及重要脏器损害为特征的临床综合征，是心泵衰竭的极期表现。虽经全力抢救，病死率仍可高达85%以上。

## 【诊断要点】

### 一、病因

多见于急性心肌梗死范围超过40%时，还可见于急性心肌炎、心肌病、急性心脏压塞、急性肺梗死、急性左心衰竭及严重心律失常等。

### 二、临床表现

休克有两大特征性表现，即周围循环障碍及血压的改变。

1. 表情淡漠、反应迟钝、烦躁不安、不同程度的神志障碍、面色灰白或发绀、口唇发绀、皮肤湿冷、静脉萎陷、无尿或少尿、脉搏细弱或触不到、心率增快、心音低钝等。

2. 收缩压低于 80mmHg 或原有高血压,血压比平日下降30%;如收缩压虽未 < 80mmHg,但脉压差 < 20mmHg。

## 【即刻处理】

原则:补充有效血容量,纠正泵衰竭,增加心排血量,改善微循环,保护重要脏器功能。休克的现代救治应具备血流动力学监测,如无此条件,则应根据具体情况灵活掌握。

### 一、一般处理

1. 取平卧位,撤掉枕头,绝对卧床休息,保持环境安静。伴心力衰竭、呼吸困难者可取半卧位,体位要舒适。

2. 确保呼吸道通畅,可将头部偏向一侧,以免呕吐物或分泌物误入呼吸道而造成窒息。

3. 注意保暖,休克患者比正常人怕冷。

4. 吸氧。

5. 持续心电监护。心源性休克极易发生严重心律失常,应严密监控心率、心律,每5~10分钟测量1次血压。

### 二、补充血容量

休克患者均存在不同程度的血容量不足。迅速补充有效血容量,以保证心排血量及微循环灌注量,是抗休克的主要措施之一。补液的种类、数量、速度应根据具体情况决定,必要时建立2条或以上静脉通道。

1. 胶体溶液 可提高血浆胶体渗透压,增加血容量,并能改善微循环,防止弥散性血管内凝血(disseminated

intravascular coagulation, DIC）。可选用低分子右旋糖酐、6% 羟乙基淀粉（706 代血浆）等，但对心力衰竭及肾功能不全者 应慎用。

2. 晶体溶液　能增加血容量，可选用 0.9% 氯化钠溶液、复方氯化钠溶液（林格液）及各种复方平衡盐溶液等。

### 三、镇痛镇静

可选用吗啡 3mg 静脉注射或 10mg 肌内注射，亦可选用 哌替啶 30~50mg 静脉注射或 50mg 肌内注射。用药后如对呼 吸、血压无明显影响，而胸痛仍未缓解者，可于 20~30 分钟后 重复应用。急性心肌梗死的剧烈胸痛可诱发或加重心源性休 克，故及时有效的镇痛、镇静也是抗休克手段之一。

### 四、血管活性剂的应用

休克的现代救治，尤其在应用血管活性剂时，应在严格 的血流动力学监测下进行，如无此条件，则须慎重，既不能单 纯为了提高血压而滥用强烈的血管收缩剂，也不能忽视重要 脏器所必须的灌注压而片面强调应用血管扩张剂。这两类血 管活性剂必须在补充有效血容量的基础上，血压仍不回升或 休克仍无好转时应用。

（一）血管收缩剂　心源性休克血压极低时，一时难以 迅速补足有效血容量，可在补液的同时，应用血管收缩剂先 将血压提高，作为应急措施，以保证重要脏器的血流灌注量。 可选用以下药物：

1. 多巴胺　100mg 加入 5% 葡萄糖溶液 500ml 中静脉滴 注。本药是去甲肾上腺素的前体，能兴奋 α- 受体与 β- 受体，不同的剂量可产生不同的效应。小剂量为 2~5μg/（kg·min），可兴奋肾、肠系膜血管及冠状动脉中的多巴胺受体，使血管扩张，可使肾血流量及冠状动脉血流量增加；中剂量为 5~10μg/（kg·min），直接兴奋心肌的 β- 受体，增强心肌收缩力，扩张冠状动脉，从而改善心脏功能；大剂量为 10~15μg/（kg·min），能兴奋 α- 受体，使所有的周围动、静脉均收缩，并有正性肌力作用；当 15~20μg/（kg·min），收缩周围血管及正性肌力作用更为强烈。以上各剂量均对冠状动脉及肾动脉有明显扩张作用，但当剂量＞ 20μg/（kg·min）时，可引起严重心律失常、加重心肌缺血等。在应用过程中，必须严密监控血压、心率、心律、呼吸、周围循环、尿量等病情变化，随时调整用量。

2. 去甲肾上腺素　1μg/（kg·min），要有强烈的肾上腺 α- 受体兴奋作用。

3. 间羟胺可与多巴胺合用，各 100mg 加入 5% 葡萄糖溶液 500ml 中静脉滴注。

4. 多巴酚丁胺与多巴胺联合应用，不仅能显著增加心排血量、降低全身动脉阻力、提高动脉血压，还能降低肺毛细血管楔压，增加肾血流量，且对心率及心律无明显影响。多巴酚丁胺可用于经应用升压药物无效时，剂量为 5~15μg/min 静脉滴注。

（二）血管扩张剂　补足血容量，并应用血管收缩剂后，血压仍不回升或出现周围血管痉挛现象，可酌情试用本类药物。另外，当收缩压升至 90mmHg 以上后，亦可加用本类药物。因心源性休克时，周围小动脉已处于强烈收缩状态，兴奋 α- 受体的药物虽可提高血压，但也使周围小动脉收缩更加强烈，使衰竭的心脏作功进一步增加，并可形成恶性循环，使心肌耗氧量下降。可根据不同情况选择不同的血管扩张剂，如发生肺淤血而无心排血量减少者,宜选用静脉扩张剂,如硝酸甘油;低心排血量,周围灌注不足而无肺淤血,表现为低排高阻型休克,宜选用动脉扩张剂,如酚妥拉明;既有肺淤血,又有周围血管痉挛,心排血量降低,即心脏前、后负荷均增高,宜选用硝普钠。血管扩张剂的应用要在严格的血流动力学监测指导下应用,若无此条件,必须谨慎。

## 五、纠正酸中毒

休克时存在着不同程度的酸中毒,酸中毒可使血管活性剂不能发挥作用。在应用血管扩张剂后,淤积在微循环中的酸性代谢产物大量进入体循环,可加重静脉内酸中毒。这些情况均需及时应用碱性药物,以纠正酸中毒。选用 5% 碳酸氢钠溶液 250ml 静脉滴注,有条件时,应根据血气分析决定用量。

## 六、肾上腺糖皮质激素的应用

本类药物有抗休克作用。甲泼尼龙 40mg 静脉注射,也可选用氢化可的松 200mg 加入 5% 葡萄糖溶液 500ml 中静脉滴注。还可选用地塞米松 10~20mg 静脉注射。

## 七、纳洛酮的应用

一般采用 0.4~1.2mg 静脉注射,2~4 小时后可重复 0.4mg 静脉注射,并继以 1.2mg 加入 5% 葡萄糖溶液 500ml 中静脉滴注,应尽早应用。休克时血中 β- 内啡肽水平增高,并通过中枢的阿片受体抑制心血管功能,使血压下降。而纳洛酮为阿片受体阻断剂,具有拮抗 β- 内啡肽与兴奋中枢的作用,从而促进肾上腺髓质激素分泌增多,使血压增高;本药并能减弱迷走神经对心血管功能的抑制,又可拮抗外周组织释放阿片样肽的作用,还具有稳定溶酶体,兴奋呼吸,降低心肌抑制因子等作用。因此,纳洛酮具有改善休克时的血流动力学、增强心肌收缩力、增加心排血量、提高血压和增加组织灌注量的明显作用。本药对正常人并无加压作用,仅在休克时才有升压作用,故可逆转休克,有时能出现意想不到的效果,使休克者存活率明显提高,适用于各种休克的抢救。本药副作用较少,偶可出现躁动、心律失常、血糖降低等。

### 八、机械性辅助循环

指用机械的方法部分或全部代替心脏作功和泵血,以维持人体血液循环的抢救措施。如主动脉内气囊反搏、体外反搏、心室辅助泵等。此项治疗只能在有条件的医院内进行。

### 九、积极防治并发症

如心律失常、心力衰竭、呼吸衰竭、急性肾衰竭、弥散性血管内凝血,以及严重水、电解质与酸碱平衡紊乱等。

### 十、积极去除诱因、治疗原发病

这同样是休克能否逆转的关键之一。如急性心肌梗死进行早期溶栓治疗,急性心脏压塞立即进行心包穿刺抽出积液或积血,持续性严重心律失常得到有效控制等。

### 【转运条件】

1. 心源性休克一经诊断,虽经全力抢救,死亡率仍在85% 以上,如能尽快到达医院进行介入性治疗,死亡率有望降到50%。因此,心源性休克进行必要的抢救后,无须在现场过多地观察、停留,尽快将患者安全送往医院。

2. 尽量使症状缓解，血压在相对安全范围。

3. 无严重心律失常，无严重呼吸困难。

4. 患者取平卧位，如有呼吸困难可取半卧位。

5. 吸氧。

6. 确保呼吸道通畅。

7. 确保静脉通道通畅。

8. 持续心电监护，严密监控心率、心律，备好除颤器，随时准备电除颤。

9. 途中至少 2 名医务人员，始终保持高度警觉，严密监控患者意识、面色、呼吸、脉搏、血压、周围循环、尿量及原发病等病情变化。

## 第二节　失血性休克

失血性休克，指由于急性内出血或外出血量超过全身总血量的 20% 时，使有效循环血量急剧减少，从而心排血量随之减少，导致各组织器官微循环灌注不良，造成组织细胞严重缺氧与代谢障碍及器官损害的临床综合征，甚至迅速死亡。

### 【诊断要点】

#### 一、病因

见于外伤出血及肝脾破裂出血或大咯血、急性上消化道出血、产科出血、出血性疾病等出血。

#### 二、临床表现

1. 可见表情淡漠、反应迟钝、烦躁不安或不同程度的意识障碍、面色苍白、四肢厥冷、少尿或无尿、脉搏细弱或触摸不到、心率增快、心音低钝等。大动脉破裂出血可于数分钟内死亡。

2. 收缩压低于 80mmHg 或原有高血压者,血压比平日下降 30%。如血压虽未 < 80mmHg,但脉压差 < 20mmHg。

3. 失血量的估计　全身总血量约占自身体重的 8%,当失血量超过全身总血量的 20% 时则发生休克,超过 40% 则危及生命。一般可根据临床表现程度参考收缩压估计失血量。

(1)按休克严重程度估计

1)轻度休克:意识清楚、烦躁不安、面色苍白、口渴、出汗、尿量略减、心率达 100 次 /min,脉搏尚有力,收缩压降至 80~70mmHg,脉压 < 30mmHg。相当于有效循环血量减少 20%~30%。

2)中度休克:意识尚清、面色苍白、表情淡漠、四肢发冷、肢端发绀、极度口渴、心率 100~120 次 /min,收缩压降至 70~60mmHg,脉压 < 20mmHg,尿量明显减少。相当于有效循环血量减少 30%~40%。

3)重度休克:意识模糊、反应迟钝、面色苍白、发绀、四肢厥冷,心率 > 120 次 /min,心音低钝,脉搏细弱无力或稍加压后即消失,收缩压降至 60~40mmHg,尿量明显减少或无尿。相当于有效循环血量减少 40%~50%。

(2)按休克指数估计

休克指数 = 脉率 ÷ 收缩压

=0.5 表示血容量约正常

=1.0 表示血容量减少 20%~30%

> 1.0 表示血容量减少 30%~50%

## 【即刻处理】

原则:迅速止血,补足血容量,维持有效的动脉血压,保证微循环的血流灌注,保护重要脏器功能。

### 一、一般处理

1. 立即取平卧位,保持安静。

2. 确保呼吸道通畅,防止窒息。

3. 立即采用相应的有效止血措施。如外伤出血,尤其有活动性出血,应采用压迫止血、止血带止血、止血钳等方法,并予以包扎;如为咯血、呕血等内出血,应迅速应用止血药物或三腔二囊管压迫止血等措施。

4. 注意保暖。

5. 吸氧。

### 二、迅速补充有效循环血量

必要时建立 2 条静脉通道。原则是失多少补多少。胶体液:晶体液 =1:3~1:2,可选用 706 代血浆(6% 羟乙基淀粉)、复方氯化钠溶液(林格液)等。

### 三、血管活性剂的应用

重度休克经补足血容量,又无继续出血,血压仍不回升,可选用血管收缩剂,如多巴胺 100mg,加入 0.9% 氯化钠溶液 500ml 中静脉滴注。也可根据情况选用去甲肾上腺素等。必要时应用血管扩张剂。

### 四、纳洛酮的应用

一般采用 0.4~1.2mg 静脉注射,必要时可于 2~4 小时后重复应用 0.4mg,继以 1.2mg 加入 500ml 的 0.9% 氯化钠溶液中静脉滴注,本药应尽早应用。

## 五、纠正酸中毒

可根据情况选用 5% 碳酸氢钠溶液静脉滴注。

## 六、抗休克裤的应用

## 七、积极防治并发症

积极防治心律失常、急性呼吸窘迫综合征、急性肾衰竭、弥散性血管内凝血等并发症。

## 八、积极治疗原发伤病

## 【转运条件】

1. 外伤者必须进行有效止血、包扎、骨折固定等措施,无继续出血。

2. 尽量使休克症状缓解,血压在相对安全范围,无严重心律失常,无呼吸困难。

3. 患者取平卧位。

4. 吸氧。

5. 确保静脉通道通畅。

6. 持续心电监护。

7. 应根据具体病情变化灵活掌握转运时机,多数情况不宜在现场久留,经过必要的处理后,迅速送往医院。

8. 途中严密监控出血情况,尤其对疑有胸、腹腔内出血者的意识、呼吸、脉搏、心率、心律、血压、周围循环、尿量,以及原发伤病的病情变化等。

# 第三节 过敏性休克

过敏性休克,指由一般对人体无害的特异性过敏原作用于过敏患者,导致急性周围循环灌注不良的全身性速发变态反应。发病急骤、凶险,可在数分钟内死亡。

## 【诊断要点】

### 一、病因

有药物注射、昆虫螫咬或抗原吸入等过敏原接触史,以青霉素过敏最常见。

### 二、临床表现

1. 可迅即发生心悸、胸闷、呼吸困难、窒息感、表情淡漠、神志障碍、面色苍白、肢端湿冷、脉搏细弱或触摸不到、心率增快、皮疹等。接触过敏原半小时内发病者,称为速发型过敏性休克,可迅即死亡;半小时后发病者称为缓发型过敏性休克。

2. 血压急剧下降,收缩压< 80mmHg 或原有高血压者,血压比平日下降 30%。如血压虽未< 80mmHg,但脉压差< 20mmHg。

## 【即刻处理】

原则:立即抗过敏,维持有效循环血量及有效血压,保证微循环灌注,保护重要脏器功能,积极对症处理。

## 一、一般处理

1. 立即停用并清除引起过敏的物质。

2. 取平卧位，撤掉枕头，保持安静。伴呼吸困难者可取半卧位。

3. 确保呼吸道通畅。

4. 持续心电监护。

5. 注意保暖。

6. 吸氧。

7. 如发生心搏骤停，立即进行心肺复苏。

## 二、立即选用肾上腺素

立即肾上腺素以 0.5mg，皮下注射或肌内注射（可在原药物注射部位肌内注射），必要时可于 10~15 分钟后重复应用。紧急时，可应用 0.5mg 稀释后静脉注射。

## 三、迅速补充有效血容量

可选用 706 代血浆（6% 羟乙基淀粉）、林格液（复方氯化钠溶液）等。

## 四、肾上腺糖皮质激素

甲泼尼龙 40~80mg 静脉注射，也可选用氢化可的松 200mg，加入 0.9% 氯化钠溶液 500ml 中静脉滴注。本类药物有抗过敏、抗休克作用。还可选用地塞米松 10~20mg 静脉注射，本药半衰期较长，不推荐首选。

## 五、血管活性剂的应用

可选用升压药物多巴胺 100mg，加入 0.9% 氯化钠溶液

500ml 中静脉滴注,必要时加入间羟胺(阿拉明)50~100mg 静滴。根据情况可选用血管扩张剂。

### 六、抗组胺药物的应用

可选用异丙嗪 25~50mg 或苯海拉明 50~100mg 肌内注射。

### 七、确保呼吸道通畅

伴严重喉头水肿或痉挛者,可行环甲膜穿刺或切开。

### 八、氨茶碱的应用

伴哮喘发作者,可选用氨茶碱 250mg 肌内注射,或缓慢静脉注射。

### 九、针对不同的过敏源采取相应措施

如青霉素过敏,可在原注射部位肌内注射青霉素酶 80 万 U;如为链霉素过敏可选用 10% 葡萄糖酸钙溶液 10~20ml 静脉注射。

## 【转运条件】

1. 尽量使休克症状缓解,血压在相对安全范围,无严重心律失常,无呼吸困难。

2. 患者取平卧位,如有呼吸困难可取半卧位。

3. 吸氧。

4. 确保静脉通道通畅。

5. 持续心电监护。

6. 应根据具体病情变化灵活掌握转运时机,迅速送往医院。

7. 途中严密监控患者的意识、呼吸、脉搏、心率、心律、血压、周围循环、尿量,以及原发病的病情变化等。

# 第四节　感染性休克

感染性休克,指由于各种致病微生物及其毒素作用于人体,导致一系列的病理反应,包括有效血容量明显减少,微循环灌注不良,造成组织细胞严重缺氧与代谢障碍,以及器官损害的临床综合征。近年来,人们的生活水平不断提高,医疗条件不断改善,一般感染性疾病较少发展到感染性休克的严重程度,在院前急救工作中大为少见,但仍偶有发生。

## 【诊断要点】

### 一、病因

有严重的细菌、病毒、立克次体、真菌、原虫、衣原体、钩端螺旋体等感染病史,多为革兰氏阴性杆菌引起。可见于腹膜炎、胆管炎、中毒性菌痢、肺炎、重症流行性脑脊髓膜炎(流脑)败血症型、肾综合征出血热(流行性出血热)、产科感染等病,并有相应的感染性疾病与败血症或全身感染中毒的临床表现,以及实验室、X线等辅助诊断的支持。

### 二、临床表现

1. 多见表情淡漠、嗜睡、谵妄、迟钝,甚至昏迷、四肢厥冷,面色和口唇及甲床苍白或发绀、皮肤淤斑、高热或体温不升、少尿或无尿、脉搏细弱、心率增快、心音低钝。

2. 收缩压< 80mmHg,或原有高血压者血压比平日下降30%;血压虽未< 80mmHg,但脉压差< 20mmHg。多数情况

下,应依据临床表现观察判断是否发生休克,而不能单纯依据血压情况确诊。因在血压下降前,休克过程往往已经发生,故应早期识别,积极采取防治措施,以免休克向更加严重的阶段发展。

## 【即刻处理】

原则:控制感染,补充血容量,改善微循环,纠正酸中毒,增强心肌收缩力,防治并发症。力争在 1~4 小时内使微循环得到改善,恢复全身组织、器官的正常灌流。

### 一、一般处理

1. 取平卧位,可撤掉枕头,保持环境安静。
2. 确保呼吸道通畅,防止窒息。
3. 注意保暖。
4. 吸氧。

### 二、控制感染、清除感染病灶

早期、足量、联合用药,最好按药物敏感试验结果选择抗生素;根据病情,及时清除感染病灶。感染是休克的直接原因,只有有效地控制感染,才有可能逆转休克,但这一步治疗无须在现场进行。

### 三、补充血容量

补液的种类、数量、速度应根据具体情况而定。可选用低分子右旋糖酐、平衡盐溶液等。一般前 2 小时内总补液量为 750~1 000ml;12 小时内总补液量 2 000ml;24 小时内总补液量为 3 000~4 000ml。

## 四、纠正酸中毒

按二氧化碳结合力或血 pH 补碱。一般补碱量可按以下公式计算：

所需碱性缓冲液( mmol )=( 正常 $CO_2$ 结合力 – 测得 $CO_2$ 结合力 )/L × 0.3 × kg。

正常人 $CO_2$ 结合力为 25mmol/L。一般轻度酸中毒每日可补充 5% 碳酸氢钠 300ml( 100ml=60mmol )，中度酸中毒每日可补充 500~900ml。

## 五、血管活性剂的应用

经积极补充血容量及纠正酸中毒等治疗，血压仍不回升，休克仍无改善，应根据具体情况选用血管活性剂，最好在血流动力学监测指导下应用。

（一）高排低阻型休克　以舒张血管反射占优势，亦称暖休克。主要表现为皮肤潮红、四肢温暖、冷汗少、尿量略减等。此型休克宜选用血管收缩剂，如多巴胺、去甲肾上腺素、间羟胺等。

（二）低排高阻型休克　以血管收缩、痉挛占优势，亦称冷休克。主要表现为面色苍白、皮肤湿冷、眼底小动脉痉挛、少尿或无尿、心率增快等。此型休克宜选用血管扩张剂，以解除微循环痉挛，一直用到血压和尿量恢复、四肢转暖、发绀消除、休克缓解。在应用血管扩张剂的过程中，如果血压偏低或本型休克晚期常有血管麻痹性扩张，血液淤积在微循环中，此时呈低排低阻型休克且常难以逆转。这两种情况均应同时加用血管收缩剂以维持血压。血管扩张剂可选用以下药物。

1. 酚妥拉明　10~20mg，加入 0.9% 氯化钠溶液 500ml 中静脉滴注，0.2~0.3mg/min。

2. 阿托品 0.03~0.1mg/kg 静脉注射,必要时每 5~30 分钟重复 1 次。

3. 山莨菪碱(654-2) 10~30mg 静脉注射,必要时每 5~30 分钟重复 1 次。

4. 东莨菪碱 0.01~0.04mg/kg 静脉注射,必要时每 5~30 分钟重复 1 次。

5. 肾上腺糖皮质激素 在强大的抗生素的支持下,可短期(1~3 天)大量应用本类药物。

## 六、可试用纳洛酮

一般采用 0.4~1.2mg 静脉注射,2~4 小时后可重复应用 0.4mg,继续以 1.2mg 加入 0.9% 氯化钠溶液 500ml 中静脉滴注,应尽早应用。

## 七、积极防治并发症

积极防治心律失常、心力衰竭、呼吸衰竭、急性肾功能衰竭、弥散性血管内凝血,以及严重的水、电解质平衡紊乱等。

## 【转运条件】

1. 尽量使病情相对稳定,血压在相对安全范围,无严重心律失常,无呼吸困难。

2. 患者取平卧位。

3. 吸氧。

4. 确保静脉通道通畅。

5. 持续心电监护。

6. 应根据具体病情变化灵活掌握转运时机,迅速送往医院。

7. 途中严密监控患者的意识、呼吸、脉搏、心率、心律、血压、周围循环、尿量,以及原发病的病情变化等。

## 第六章　心　绞　痛

心绞痛,指急性短暂性心肌缺氧引起的综合征。

【诊断要点】

### 一、临床表现

本病多见于 40 岁以上的患者,以发作性胸痛为主要表现。多有劳力过度、情绪激动、饱餐、受冷等诱因。疼痛部位多为胸骨后或心前区,可向颈、背、左肩、左臂内侧、上腹等部位放射。可伴有沉重、压榨、紧束、憋气、窒息和濒死恐怖感,以及面色苍白、表情焦虑、血压增高、出冷汗、心率增快并可闻及第三、四心音。一般经休息或含服硝酸甘油后可缓解。

### 二、世界卫生组织的心绞痛分型

(一)劳力型心绞痛　指由于运动或其他增加心肌耗氧量的因素所诱发的短暂胸痛发作,经休息或含服硝酸甘油后可迅速缓解。

1. 初发劳力型心绞痛　劳力型心绞痛病程在 1 个月以内。

2. 稳定劳力型心绞痛　劳力型心绞痛稳定 1 个月以上。

3. 恶化劳力型心绞痛　相同程度劳力所诱发的胸痛发

作次数、严重程度及持续时间突然加重。

（二）自发型心绞痛 指胸痛发作与心肌耗氧增加无明显关系，与劳力型心绞痛相比，疼痛时间较长、程度较重，含服硝酸甘油后不易缓解；心电图常出现某些暂时性的变化，如 S-T 段压低或 T 波改变；心肌酶无变化。自发型心绞痛可单独发生，亦可与劳力型心绞痛同时存在。自发型心绞痛的疼痛发作频率、持续时间及疼痛程度可表现不同。患者可有持续时间较长的胸痛发作，类似急性心肌梗死，但无心电图及心肌酶的特征性变化。某些自发型心绞痛发作时，心电图出现暂时的 S-T 段抬高，称为变异型心绞痛。

初发劳力型心绞痛、恶化劳力型心绞痛及自发型心绞痛（包括变异型绞痛），均为"不稳定性心绞痛"，指病情不稳定，与稳定劳力型心绞痛相比，较易发展为急性心肌梗死或猝死。

### 三、心电图

1. Ⅰ、Ⅱ、aVL、$V_4 \sim V_6$ 导联 S-T 段呈水平型或下垂型压低，S-T 段与 R 波下降支相交角度 ≥ 90°，少数表现 S-T 段水平延长，而 aVR 导联 S-T 段抬高。

2. T 波相对高耸，形态对称如箭头，以 $V_3 \sim V_5$ 导联为著，当缺血扩展到下壁时，Ⅱ、Ⅲ、aVF 导联也出现，T 波也可从原有正向转为双向、低平或倒置。

3. 变异型心绞痛发作时，有关导联 S-T 段可抬高。

4. 以上改变多在数小时内恢复。

### 四、鉴别诊断

除外急性心肌梗死等，必要时测定血清心肌酶。

## 【即刻处理】

原则:迅速降低心肌耗氧量,增加心肌供氧量。

1. 去除诱因,立即休息,保持安静,避免刺激。

2. 吸氧。

3. 药物治疗

(1)硝酸甘油 0.5mg 舌下含服,可迅速被舌黏膜及口腔黏膜吸收,1~3 分钟起效,可维持 10~30 分钟。必要时,可重复应用。但短时间内用量不可过大,以免造成血压下降。血压降低者禁用。

(2)情绪激动或焦虑者,亦可选用地西泮(安定)2.5~5mg 口服。

(3)如应用口服药物仍不缓解者,可选用硝酸甘油 5~10mg,加入 5% 葡萄糖溶液 500ml 中静脉滴注,起始量 $10\mu g/min$,每 5~10 分钟递增 $5~10\mu g/min$,直至症状缓解或血压受到明显影响。亦可选用罂粟碱 30mg 肌内注射。如有情绪激动或焦虑者,还可选用地西泮 10mg 肌内注射。

4. 严密动态观察病情变化(包括心电图) 警惕不典型急性心肌梗死的发生。

## 【转运条件】

1. 胸痛缓解或明显减轻。

2. 吸氧。

3. 患者取平卧位、半卧位。

4. 必要时保持静脉通道。

5. 必要时心电监护。

6. 途中严密监控患者的意识、呼吸、心率、心律、血压及胸痛等病情变化。

# 第七章　急性心肌梗死

急性心肌梗死，指在冠状动脉病变的基础上，发生冠状动脉血流突然中断（绝大部分为冠状动脉内血栓形成）而造成相应的心肌持久而严重的缺血，以致坏死。本病是中、老年人常见的急症，发病十分凶险，猝死率高，是严重威胁人类生命和健康的主要杀手。

## 【诊断要点】

### 一、临床表现

本病多见于中、老年人，其表现差异极大，有的发病急骤，极为凶险，未来得及就诊已猝死于医院以外；有的无明显症状或症状轻微，未能引起充分重视而未就诊，或猝死于医院以外，或演变为陈旧性心肌梗死。

（一）**典型表现**　多无明显诱因，且常在安静时突发胸骨后或心前区剧痛，疼痛可向左肩、左臂或向背部放射；疼痛性质为绞榨性或压迫性、紧缩感或烧灼样疼痛；常伴有出汗、烦躁不安、恶心、呕吐、乏力、不敢活动恐惧及濒死感等。持续时间较心绞痛长，超过30分钟，可达数小时，甚至数日；经休息或含服硝酸甘油后并无缓解。心尖区可闻第一心音减弱和第三心音奔马律及血压改变等。出现严重心律失常（如室性早搏、室性心动过速、房室传导阻滞等）、急性左心衰竭、心源性休克、心搏骤停等。

（二）**不典型表现**　急性心肌梗死的典型表现为胸痛，一般不会漏诊、误诊。而在日常急救工作中，往往有一些患者表现不典型则容易漏诊、误诊。举例如下：

1. 部分女性患者、高龄患者及糖尿病患者痛阈增高，发生急性心肌梗死时，不出现胸痛，或轻微胸痛，容易漏诊。

2. 无胸痛或仅自觉胸闷、心悸、心前区不适等，容易漏诊。

3. 牙痛　究竟是哪颗牙痛说不清，牙龈无红肿，咬牙时疼痛既不加重也不减轻，无发热，不要误诊为牙病。

4. 咽痛　不发热，咽部无红肿，吞咽时疼痛不加重，不要误诊为上呼吸道感染。

5. 下颌、颈部、肩部、背部、臂部疼痛，无肿胀，活动时及按压、叩击时疼痛既不加重也不减轻，不要误诊为骨、关节、软组织等疾病。

6. 较多见的上腹痛，无论是否伴有恶心呕吐　按压上腹部疼痛既不加重也不减轻，不要误诊为急腹症。

7. 罕见的头部、双下肢及足趾疼痛。

8. 不明原因的晕厥、心力衰竭、休克、猝死等，均可作为急性心肌梗死的首发表现，应予高度警惕，勿使漏诊。

以上几种情况，除上述表现外，尤其伴有胸闷、憋气、心慌、心前区不适、大汗、烦躁不安、面色改变、恶心呕吐等，更要提高警惕，首先应排除急性心肌梗死。

## 二、心电图

（一）**典型表现**

1. S-T 段弓背向上抬高，与 T 波融合呈单项曲线。

2. T 波呈对称性倒置，逐渐加深。早期表现为 T 波高耸。

3. 异常 Q 波（时间 > 0.04 秒，深度 > 1/4R）。

4. 对应导联 S-T 段下降。

5. 根据上述特征性心电图改变所出现的导联,可做出急性心肌梗死的定位诊断。

(1)前间壁:$V_1$、$V_2$、$V_3$。

(2)前壁:$V_3$、$V_4$、$V_5$,还可能出现Ⅰ、aVL 改变。

(3)前侧壁:$V_5$、$V_6$、$V_7$、Ⅰ、aVL。

(4)广泛前壁:$V_1$、$V_2$、$V_3$、$V_4$、$V_5$、Ⅰ、aVL,还可能出现 $V_6$ 改变。

(5)下壁:Ⅱ、Ⅲ、aVF。

(6)下间壁:$V_1$、$V_2$、$V_3$、Ⅱ、Ⅲ、aVF。

(7)下侧壁:$V_5$、$V_6$、$V_7$、Ⅱ、Ⅲ、aVF。

(8)高侧壁:Ⅰ、aVL 及高一肋间的 $V_5$、$V_6$、$V_7$。

(9)后壁:$V_7$、$V_8$ 或 $V_8$、$V_9$ 或 $V_7$、$V_8$、$V_9$。

(10)右室壁:$V_3R$、$V_4R$、$V_5R$。

**(二)不典型表现**

1. 仅有 S-T 段及 T 波改变,而始终不出现坏死型波形。

2. 出现 $V_1$~$V_6$ 导联 R 波逐渐降低(须除外右心室肥大)。

3. 急性正后壁心肌梗死时,$V_1$~$V_3$ 导联 R 波可增高,S-T 段可下降,应加做 $V_7$~$V_9$ 导联;急性右心室壁心肌梗死时,$V_3R$~$V_5R$ 可出现梗死图形。凡急性下壁心肌梗死者,均必须加做 $V_7$~$V_9$ 及 $V_3R$~$V_5R$ 导联。

4. 急性心内膜下心肌梗死时,Ⅰ、Ⅱ、aVL、$V_4$~$V_6$ 导联 S-T 段明显下降;aVR、$V_1$~$V_3$ S-T 段导联明显抬高;除 aVR 导联外,T 波普通性对称性深倒置,$V_3$~$V_4$ 尤为明显;一般无病理性 Q 波。

5. 原有左束支传导阻滞,易掩盖急性心肌梗死图形,但在急性期仍可见 S-T 段及 T 波改变。

6. 预激综合征可掩盖急性心肌梗死的图形。

7. 急性多发性心肌梗死时,2 处以上出现典型心肌梗死图形,2 处梗死处于相对部位时,可互相掩盖。

8. 再发急性心肌梗死的心电图常不典型,新发生的急性心肌梗死引起 QRS 波群与 T 波改变,可完全或部分被对应部位的陈旧性心肌梗死遗留下的图形所抵消,而呈典型损伤型或缺血型改变。

## 三、肌钙蛋白测定

适用于院前测定,肌钙蛋白测定特异性高,增高即表明心肌损害,能较早被检测到,持续时间长,不同浓度反映了不同程度的心肌坏死,动态检测对于预后的判断非常有帮助。

## 四、鉴别诊断

除外不稳定性心绞痛、急性主动脉夹层、急性肺梗死、急性心包炎、急腹症、急性胸膜炎、自发性气胸等。

急性心肌梗死的诊断,在院前急救中主要靠临床表现、心电图诊断及血清心肌酶测定结果这 3 大依据,3 项中有 2 项异常即可确诊。而血清心肌酶于发病后数小时才开始增高,心电图或临床表现有时又不典型。因此,早期必须综合考虑,有时要"舍图从症",有时要"舍症从图"。同时,还必须严密动态观察病情变化(包括心电图及血清心肌酶)。如果不能完全排除急性心肌梗死,"宁可信其有,不可信其无",应先按急性心肌梗死处理,以免漏诊。心绞痛与急性心肌梗死的鉴别见表 2-7-0-1。

表 2-7-0-1　心绞痛与急性心肌梗死的鉴别

|  | 心绞痛 | 急性心肌梗死 |
| --- | --- | --- |
| 诱因 | 多有诱因 | 可有诱因 |
| 疼痛部位 | 心前区或胸后,可向左上肢放射 | 心前区或胸骨后,也可表现为其他不典型的疼痛部位 |

续表

| | 心绞痛 | 急性心肌梗死 |
|---|---|---|
| 疼痛性质与程度 | 较轻 | 剧烈,可伴压榨感、绞窄感、紧缩感、窒息感、恐惧感、濒死感等 |
| 疼痛持续时间 | 多不超过15分钟 | 时间较长,可超过数小时、甚至数日 |
| 出汗 | 多无汗 | 可大汗淋漓 |
| 口唇发绀 | 无 | 可有 |
| 烦躁不安 | 无 | 可有 |
| 呕吐 | 无 | 可有 |
| 心律失常 | 无 | 可有 |
| 呼吸困难 | 无 | 可有 |
| 心源性休克 | 无 | 可有 |
| 含服硝酸甘油 | 有效 | 无效 |
| 心搏骤停 | 无 | 随时可能发生 |

## 【即刻处理】

原则:立即就地抢救,限制梗死范围,挽救濒死的心肌,积极防治三大并发症,保护心功能,防止猝死。

### 一、一般处理

1. 去除诱因,立即绝对卧床休息 保持环境安静,避免精神刺激,消除焦虑与恐惧,尽量不要或减少对患者的搬动,以免增加心肌耗氧量而加重病情。如患者发生呼吸困难.不能平卧,应帮助患者取坐位或半卧位,以使呼吸困难减轻。

2. 吸氧　氧气吸入 3~5L/min。传统观点认为,吸氧具有医疗与心理安慰的双重作用,可增加心肌的氧供,并可减轻症状。目前,国外一些研究表明,$SpO_2$(血氧饱和度) $\geqslant$ 90% 不要进行氧疗(90%~92% 为弱推荐, $\geqslant$ 93% 为强推荐),即 $SpO_2 <$ 90% 可以开始给予氧疗。促进过量超氧化物或过氧化物等的生成,导致氧化应激,通过烟酰胺腺苷双核苷酸磷酸化氧化酶、非酶反应等机制,引起细胞损伤甚至凋亡的发生;促进冠脉状动脉、脑血管及全身血管收缩。高氧血症可使得冠状动脉血流减少8%~30%,远远超过高氧吸入带来的血氧浓度增加,导致进入心肌的氧大幅度减少,使得心肌顺应性下降,甚至收缩力也显著降低;显著增加迷走神经张力,减慢心率,导致心排血量减少。

## 二、立即建立静脉通道

可选用硝酸甘油 5~10mg 加入 5% 葡萄糖溶液 500ml 中静脉滴注,起始量 10μg/min,以后每 5~10 分钟递增 5~10μg/min,直至胸痛缓解或平日无高血压者平均动脉压下降 10%,平日有高血压者平均动脉压下降 30%,或心率增加 10 次/min。通常有效范围剂量为 50~100μg/min。本药可扩张周围静脉而使左心室前负荷降低,用量大时也可扩张周围动脉,从而减轻心室作功,降低心肌耗氧量;亦可扩张冠状动脉,增加心肌血流量;还可促进侧支循环的建立;并对血小板有抑制作用。因此,极早期应用本药可防止梗死范围扩大、心泵衰竭、猝死等并发症,还可提高溶栓治疗的成功率,有利于再灌注后维持微血管内的血流。在用药过程中,必须严密监控血压、心率等,随时调整用量。血压降低者慎用。

## 三、镇痛、镇静

剧烈胸痛、烦躁不安者,可选用吗啡 5~10mg 肌内注射或

3~5mg 静脉注射,也可选用哌替啶 50mg 肌内注射或 30~50mg 静脉注射。必要时可于 15~30 分钟后重复应用。吗啡尤适用于心率增快者,哌替啶尤适用于心率缓慢者。但高龄、血压降低、呼吸抑制、昏迷及原有慢性阻塞性肺部疾患、支气管哮喘者禁用。

### 四、持续心电监护

急性心肌梗死随时可出现包括室性心动过速、室颤的各种心律失常,必须严密监控。

### 五、不同部位急性心肌梗死的处理

1. 急性前壁或广泛前壁心肌梗死易出现室性早搏,甚至室性心动过速、心室颤动,应予警惕。如果出现室性早搏、室性心动过速,则必须立即应用利多卡因。

2. 急性下壁心肌梗死易出现缓慢型心律失常,如三度房室传导阻滞等。心率< 50 次 /min 者应选用异丙肾上腺素或阿托品。如同时伴有室性早搏,亦应给予利多卡因。

3. 急性右心室壁梗死引起单纯右心衰竭伴低血压,而无左心衰竭时,禁用硝酸甘油,宜扩充血容量。可选用低分子右旋糖酐静滴,直到血压得以纠正。用药过程中,必须严密监控呼吸、心率、血压及肺部啰音。总量用到 3 000ml/24h,低血压仍未能纠正时,应考虑试用正性肌力药物。

### 六、积极防治严重心律失常、急性左心衰竭、心源性休克、心搏骤停等

### 七、就地早期静脉内溶栓治疗

上述救治措施均为被动对策,不能改变心肌缺血进而坏

死的演变过程及结局。本病的死因多为心脏泵功能衰竭或与其相关的致命性心律失常所致,这又与梗死范围的大小最为相关,也是决定预后的最佳因素。因此,溶栓治疗成为重大突破性进展,可直接改善预后。溶栓治疗必须在发病后 6 小时内进行,1~2 小时内为最佳时机,溶栓越早效果越好。此法使刚刚阻塞的冠状动脉迅速再通,濒死的心肌得到及时的再灌注而免于坏死,从而限制和缩小了梗死范围,不但大大降低了猝死率,而且使远期心脏扩大的发生率降低,这已成为人们的共识。静脉内溶栓简便易行、费用较低。如果不可能在发病后 1 小时内进行介入性治疗,应首先提倡在最先接诊的医疗单位或急诊科进行,尤其应由急救中心在院前尽早完成这一最关键的治疗,从而使得溶栓治疗的时间大为提前。因此,低血压、再灌注心律失常等发生率,反而比在冠心病监护病房(CCU)内溶栓者减少。溶栓治疗后,尽快将患者送往冠心病监护病房,这既争取了时间,又充分利用了冠心病监护病房的现代化设备。欧美很多城市均已开展了急救车上的院前静脉内溶栓治疗,并取得了令人鼓舞的成绩。北京急救中心早在 20 世纪 90 年代初就已开展了院前静脉内溶栓治疗,平均比院内溶栓提前了 60~90 分钟,因此再通率也比院内溶栓高出许多。

1. 适应证

(1)持续缺血性胸痛超过半小时,含服硝酸甘油不缓解。

(2)心电图相邻的 2 个或更多肢体导联 S-T 段抬高 ≥ 0.1mV 或胸前导联 S-T 段抬高 ≥ 0.3mV,且应用硝酸甘油后仍不回降。

(3)发病后 6 小时以内。如在 6~8 小时内,仍有严重胸痛,并且 S-T 段抬高的导联出现 R 波者,也可考虑溶栓治疗。

（4）年龄不超过70岁。

2. 禁忌证

（1）绝对禁忌证：①两2周内有活动性出血、外伤、手术或心肺复苏史。②出血性疾病或有出血倾向。③血压> 200/120mmHg。④主动脉夹层、急性心包炎、扩张型心肌病、感染性心内膜炎、心脏瓣膜病并有心房纤颤且高度怀疑左心腔内有血栓。⑤半年内有脑血管病或短暂性脑缺血发作。⑥糖尿病的出血性视网膜病变或其他出血性眼病。⑦妊娠。⑧严重肝肾功能障碍者。⑨颅内占位性病变，进展性疾病（如恶性肿瘤）。⑩对抗休克药物无反应的休克。

（2）相对禁忌证：①血小板计数低于$100 \times 10^9$/L（10万/mm$^3$）；②活动性胃肠道溃疡；③体质过度衰弱。

3. 溶栓治疗前的准备

（1）化验检查：作血常规、血小板计数、出血时间、凝血时间及血型。如在院前溶栓，可仅检查出血时间（采用Ivy法，正常值为0.5~1.0分钟）、凝血时间（采用试管法，正常值为4~12分钟）。

（2）记录18导联心电图，并用甲紫标记导联位置。

（3）硝酸甘油5~10mg加入5%葡萄糖溶液500ml中静脉滴注。

（4）阿司匹林300mg口服。

（5）抽取静脉血送医院查血清心肌酶、纤维蛋白原及纤维蛋白降解产物。

4. 静脉内溶栓治疗 原则是大剂量短程治疗，选用尿激酶150万U或2万U/kg，加入注射用0.9%氯化钠溶液100ml中，于30分钟静脉滴注完毕。同时暂停静脉滴注硝酸甘油。如冠状动脉已再通，可应用肝素7 200U肌内注射，每12小时

1次,连用1周,使凝血时间保持在正常值的1.5~2.0倍。

5. 溶栓治疗的临床监控指标

（1）胸痛变化,皮肤、黏膜、痰、呕吐物及尿有无出血征象。

（2）持续心电监护。

（3）心电图：于溶栓治疗开始后即刻记录12导联心电图,必要时做18导联心电图。2小时内每15分钟记录1次,2小时后每小时记录1次,直至用药后12小时。

（4）测定血清心肌酶、血凝及纤溶指标,每2小时测定1次肌酸磷酸激酶（CK）及肌酸磷酸激酶同工酶（CK-MB）。血凝及纤溶指标酌情而定。

6. 溶栓治疗成功的指标

（1）主要指标

1）用药后2小时内或任何1个30分钟间期内,心电图抬高的S-T段迅速回降≥50%。少数患者在冠状动脉再通的当时,出现一过性反常的S-T段急剧抬高。

2）血清心肌酶峰值提前,在发病后14小时以内。这是再灌注后心肌酶从损伤的心肌细胞中被快速冲洗入血液的结果。

（2）次要指标

1）用药后2小时内,胸痛迅速而明显减轻或完全消失。少数患者在冠状动脉再灌注的当时胸痛突然加重,数分钟后又缓解。

2）用药后2小时内,出现再灌注心律失常,如短暂的加速性室性自主心律、窦性心动过缓、一过性低血压,或房室传导阻滞、束支传导阻滞消失。其中以短暂的加速性室性自主心律最多见,出现室性心动过速或心室颤动不多见。

具备以上2项主要指标或1项主要指标加2项次要指标,则为冠状动脉再通。

7. 并发症

（1）出血：是溶栓治疗最常见并发症，目前所有的溶栓药物均有出血的危险。如出现皮下出血、咯血、上消化道出血、血尿、颅内出血等出血，应及时进行相应处理。

（2）再灌注心律失常：进行相应处理。

（3）低血压：进行相应处理。

## 【转运条件】

1. 心电图由超急期已进入急性期，超级期最易发生猝死，进入急性期后，猝死率则可明显下降。

2. 胸痛消失或明显减轻，无严重心律失常（如室性早搏、室性心动过速、心室颤动、三度房室传导阻滞等）、无明显呼吸困难（如急性左心衰竭等）、血压尽量控制在安全范围内（心源性休克一经诊断，虽经全力抢救，死亡率仍在85%以上。如能尽快到达医院进行介入性治疗，死亡率可望降到50%。因此，心源性休克进行必要的抢救后，无须在现场过多地观察、停留）。急性心肌梗死的患者发生猝死，主要是因为发生了并发症，有效地控制并发症，是防止猝死的重要手段。

3. 患者取平卧位，如有呼吸困难则取半卧位。

4. 持续心电监护，备好除颤器，随时准备电除颤。

5. 持续吸氧，确保气道通畅。

6. 确保静脉通道通畅。

7. 途中至少2名医务人员，始终保持高度警觉，严密监控患者意识、面色、呼吸、脉搏、血压、周围循环等病情变化。如经溶栓治疗的患者，还须监控有无出血、再灌注心律失常等情况。

# 第八章 急性主动脉夹层

主动脉夹层是指由于各种原因作用下导致主动脉内膜破裂，血液进入主动脉壁内，造成动脉壁分层、剥离，进而在主动脉壁中层形成真假两腔，过去曾被称为"主动脉夹层动脉瘤"。由于血流强大的冲击力，剥离的范围会越来越大，血液可破入胸腔、心包、导致猝死，发病2周内称为"急性主动脉夹层"。如不能进行及时、有效的抢救，夹层破裂的可能极大。本病病情极为凶险，进展迅猛、死亡率极高，发病后48小时内半数患者死亡。由于本病病情复杂多变，漏诊、误诊率也较高。

## 【诊断要点】

### 一、临床表现

#### （一）突发剧烈疼痛

1. 疼痛部位　在相应部位迅速出现前胸和后背，胸骨后疼痛最常见，其次是腹痛和腰痛，常伴有放射痛。疼痛部位可提示撕裂口的部位，如果仅有前胸疼痛，90%以上为升主动脉夹层；如果颈部、咽部、下颌或面部疼痛则强烈提示升主动脉夹层；如果肩胛间区疼痛，则90%以上为降主动脉夹层；背部、腹部或下肢疼痛也提示降主动脉夹层；极少数患者可无明显疼痛。

2. 疼痛性质　剧烈疼痛,呈持续性撕裂样、刀割样、持续性、搏动性或压榨性疼痛,疼痛的程度从发病开始即达到高峰,常常难以忍受,极为剧烈,甚至使用强镇痛药也无法缓解。绝大部分患者可伴头晕、大汗、恶心、呕吐等症状,部分患者可有强烈的恐惧感及濒死感。

（二）休克样表现

1. 患者面色苍白、大汗淋漓、皮肤湿冷、呼吸急促、脉搏减弱或消失、心率增快等休克的表现。

2. 血压与休克的表现不平行,虽有典型的休克表现,但血压不下降,甚至血压增高,可能会激增至 200~220/110mmHg。部分患者可能出现暂时血压过低,很快会恢复正常或偏高的水平。如果血压明显下降或不能测到,并伴有急性贫血貌,多数提示动脉夹层已经破裂大出血所致。

3. 两侧肢体的血压和脉搏明显不对称。

（三）心血管系统的表现　主动脉夹层分离部位可闻血管样杂音或触震颤。如果主动脉瓣区突然出现舒张期杂音或同时伴有收缩期杂音,说明发生了主动脉瓣关闭不全。还可发生急性心肌梗死、急性左心衰竭、心脏压塞、猝死。

（四）其他系统的表现　呼吸、消化、神经、泌尿等系统均可受累。

二、心电图

无特异性改变,如伴有 ST-T 改变,可提示冠状动脉受累。

三、血管造影、超声心动图、CT 检查

血管造影、超声心动图、CT 检查,三者结合诊断率可达100%。

## 四、鉴别诊断

除外急性心肌梗死、急性肺梗死、急性心包炎、急腹症等。

## 【即刻处理】

原则：将控制血压在安全范围，避免或减少夹层破裂血流进入心包导致心脏压塞或血流大量进入胸腔而死亡。夹层一旦破裂发生大出血，在院前急救的条件下束手无策。

### 一、一般处理

1. 绝对卧床休息，严格限制活动。

2. 吸氧。

3. 持续严密心电监护、血压、监测血氧饱和度、肺部啰音。

### 二、降低血压

迅速将血压降至 < 100/70mmHg，血压下降后疼痛明显减轻或消失，则提示夹层分离、扩展停止。降压可选用下列药物：

1. 硝普钠　起始量 25~50μg/min，静脉滴注，可逐渐增至 200~300μg/min。

2. 乌拉地尔（亚宁定）　12.5~25mg 稀释后缓慢静脉注射，5~10 分钟后血血压仍 > 140/90mmHg，可重复应用 1 次。亦可以 250mg 加入 5% 葡萄糖溶液 500ml 中静脉滴注，40~200μg/min。

3. 硝酸甘油　起始量 10μg/min，静脉滴注，以后每 5~10 分钟递增 5~10μg/min，直至达到需要的效果。

## 三、降低心率

可选用普萘洛尔(心得安)0.5mg 静脉注射,随后每 3~5 分钟静脉注射 1~2μg,直至脉搏减至 60~70 次 /min,以后心率根据情况可每 2~4 分钟重复静脉注射相同剂量;也可选用美托洛尔 5mg 静脉注射,每 5 分钟 1 次,共 3 次。还可根据情况选用美托洛尔(倍他乐克)等药物。

## 四、镇痛、镇静

吗啡 5~10mg 静脉注射。

## 五、安全、迅速送患者到院内进行救治

## 【转运条件】

1. 将血压、心率控制在安全范围。
2. 尽量使患者疼痛消失或减轻。
3. 患者取平卧位。
4. 持续吸氧。
5. 确保呼吸道通畅。
6. 确保静脉通道通畅。
7. 持续心电监护。
8. 途中严密监控患者的意识、面色、呼吸、脉搏、心率、心律、血压、肺部啰音、周围循环及疼痛等病情变化。

# 第九章 高血压急症

高血压急症,指原发性或继发性高血压在发展过程中,或在某些诱因作用下,血压突然增高,无论有无症状,收缩压 ≥ 180mmHg 和 / 或舒张压 ≥ 120mmHg;或血压虽为中度增高,但并发急性左心衰竭、主动脉夹层动脉瘤、急性心肌梗死或急性脑血管病,均为高血压急症,如不及时抢救,则可危及生命。

## 【诊断要点】

### 一、病因

有长期高血压史,可有情绪激动、劳累、寒冷等诱因。

### 二、临床表现

(一)**高血压危象** 因全身小动脉突然发生暂时性强烈痉挛,使血压剧增,尤以收缩压增高为著,可 > 200mmHg。面色苍白或潮红、烦躁不安、心悸、多汗、恶心、呕吐、手足发抖,并可发生心绞痛、急性左心衰竭等。

(二)**高血压脑病** 因全身小动脉,尤其脑内小动脉持续痉挛,导致急性脑循环障碍,引起脑水肿及颅内压增高表现。血压剧增,尤以舒张压增高为著,可大于 120mmHg、头痛、呕吐、视力模糊、烦躁不安、抽搐、失语、肢体感觉及运动障碍、神志障碍等。

## 【即刻处理】

原则：迅速降低过高的血压，积极防治并发症。

### 一、一般处理

1. 去除诱因，立即休息，保持安静，避免刺激。

2. 可抬高床头 30°角，以达到体位性降压作用。

3. 保持呼吸道通畅，把头部偏向一侧，以免将呕吐物吸入呼吸道而引起窒息。

4. 必要时吸氧。

### 二、药物应用

#### （一）轻者可选用口服药物

1. 硝苯地平（心痛定）　10~20mg 舌下含服，5 分钟内开始降压，30 分钟后血压平均可下降 40/25mmHg，可维持 3 小时以上。本药可扩张周围血管和冠状动脉，从而使血压下降，适用于各种病因引起的高血压急症，且降压作用迅速。

2. 硝酸甘油　0.6~1.2mg 舌下含服，1~3 分钟起效，维持时间短，可重复应用。本药可扩张周围血管及冠状动脉，尤适用于伴有心绞痛或胸闷者。

3. 地西泮（安定）　2.5~5.0mg 口服，用于烦躁不安者。

#### （二）降低过高的血压　　一般先将血压降低 25%~30%，如下降 40% 时则可出现重要脏器供血不足的表现。故将血压先维持在 160~170/100~110mmHg 为宜。药物可选用以下 6 种。

105

1. 硝普钠　25~50mg 加入 5% 葡萄糖溶液 500ml 中静脉滴注（须避光使用），起始量 10µg/min，以后每 5~10 分钟递增 5µg/min，直至达到所需效果，最大剂量可增至 200~300µg/min。在应用过程中，必须每 3~5 分钟测量 1 次血压，随时调整用量。本药为动、静脉扩张剂，通过降低外周血管阻力而降低血压，作用强大，起效与失效均迅速。尤其适用于并发心力衰竭者。

2. 硝酸甘油　5~10mg 加入 5% 葡萄糖溶液 500ml 中静脉滴注，起始量 10µg/min，以后每 5~10 分钟递增 5~10µg/min，直至达所需效果，最大剂量可增至 200µg/min。在应用过程中，必须严密监控血压，随时调整用量。大剂量应用本药时，不但可以扩张静脉血管，而且可以扩张动脉血管，从而通过降低血管外周阻力而起到降低血压的作用。尤其适用于高血压患者伴心肌缺血或心力衰竭者。

3. 酚妥拉明　50mg 加入 5% 葡萄糖溶液 500ml 中静脉滴注，起始量 0.1mg/min，以后每 5 分钟递增 0.05~0.10mg/min。紧急时，也可以 2~3mg 稀释后缓慢静脉注射。如为嗜铬细胞瘤所致的高血压危象，可首选本药。在应用本药过程中，必须严密监控血压，随时调整用量。

4. 利血平　1~2mg 肌内注射或 1mg 稀释后静脉注射。本药起效较慢，作用时间长；硫酸镁起效快，作用时间短。这 2 种药物可同时应用，取长补短。

5. 25% 硫酸镁　10mg 深部肌内注射，或加入 5% 葡萄糖溶液 50ml 中缓慢静脉注射。用量过大或推药速度过快可抑制呼吸。

6. 乌拉地尔（亚宁定）　12.5~25.0mg 稀释后缓慢静脉注射，5~10 分钟后血压仍很高时，可重复应用 1 次。亦可以 250mg 加入 5% 葡萄糖溶液 500ml 中静脉滴注,40~200μg/min。本药适用于伴有血压剧增的急性左心衰竭、高血压急症,以及伴有高血压的颅内高压症等。在应用过程中,仍须严密监控血压,以防血压过度下降。高龄患者慎用。

**(三)其他药物** 可选用以下 3 种。

1. 地西泮(安定) 10mg 肌内注射,用于烦躁不安者,但呼吸抑制者禁用。

2. 呋塞米(速尿) 20~40mg 肌内注射或静脉注射,尤其适用于伴心力衰竭或脑水肿者。

3. 20% 甘露醇 250ml 于半小时内静脉滴注完。用于伴有脑水肿者。但伴有心力衰竭者禁用。

**(四)积极防治心绞痛、急性左心衰竭、脑出血等**

## 【转运条件】

1. 症状基本缓解。
2. 血压稳定在安全范围。
3. 严重并发症得到有效控制。
4. 患者取半卧位。
5. 必要时吸氧。
6. 必要时保持静脉通道。
7. 必要时心电监护。
8. 途中严密监控患者的意识、呼吸、脉搏、心率、血压及并发症等病情变化。

# 第十章  急性呼吸衰竭

急性呼吸衰竭指原来肺功能正常，由于各种突发因素引起肺通气或换气功能严重障碍，以致不能进行有效的气体交换，造成缺氧（Ⅰ型呼吸衰竭）或伴二氧化碳潴留（Ⅱ型呼吸衰竭），从而导致一系列生理功能及代谢紊乱的临床综合征。

## 【诊断要点】

1. 病因　可有肺部疾患、胸廓病变、中枢神经系统病变、电击、淹溺、中毒、创伤等病史。

2. 临床表现　可有呼吸困难，主要是呼吸频率、节律、深度的改变，严重者呼吸浅慢。中枢神经抑制药物中毒或二氧化碳麻醉时，也可无呼吸困难。还可出现发绀及兴奋、烦躁或嗜睡、昏迷等，以及心率增快、血压增高或下降。重者还可出现应激性溃疡及肝肾功能障碍等。另外，还有原发疾病的表现。

3. 动脉血氧分压（$PaO_2$）< 8.0kPa（60mmHg）或伴二氧化碳分压（$PaO_2$）> 6.7kPa（50mmHg）。

## 【即刻处理】

原则：保持呼吸道通畅，纠正缺氧与二氧化碳潴留，纠正酸碱平衡紊乱，保护重要脏器功能，积极治疗原发病。

## 一、一般处理

1. 保持呼吸道通畅,清除口、鼻腔内分泌物,防止舌后坠。雾化吸入以湿润气道、稀释痰液。

2. 采用鼻导管或面罩吸氧。单纯低氧血症者持续高流量吸氧;伴高碳酸血症者持续低流量吸氧。

3. 必要时心电监护。

4. 增加通气量,以纠正缺氧及排出二氧化碳。

## 二、药物应用

应用呼吸兴奋剂可刺激呼吸中枢、主动脉体及颈动脉窦化学感受器,从而增加通气量,改善低氧血症,促进二氧化碳排出,还能使患者清醒,以利咳嗽、排痰。可选用尼可刹米(可拉明)0.375g 静脉注射,但其增加通气量维持时间仅 2~5 分钟,故可继以尼可刹米 1.875g 加入 5% 葡萄糖溶液 500ml 中静脉滴注,也可同时加入洛贝林 15mg 静脉滴注。应用过程中应随时根据病情变化调整用量。如出现皮肤潮红、肌肉抽动、烦躁不安、恶心呕吐等,应减量或停药。还可选用二甲弗林(回苏灵)、哌甲酯(利他林)等药物。

## 三、机械通气

应用机械通气,是抢救垂危的急性呼吸衰竭的重要措施之一。同时,应加强呼吸、循环功能监控,预防并发症。

### (一)适应证

1. 呼吸骤停。

2. 急性通气性呼吸衰竭,二氧化碳剧增。

3. 严重的低氧血症,吸氧不能纠正。

4. 为减少呼吸功耗,减轻心肺及体力负担,缓解呼吸困难。

5. 通气/血流比例(正常值为 0.8)失调,正压吸氧可改善吸入气体在肺内分布的均匀性,增加通气/血流比例,提高动脉血的氧合效率。

**(二)禁忌证(应用高频喷射通气除外)**

1. 气胸、纵隔气肿。

2. 肺大泡、泡性肺气肿。

3. 碱中毒。

4. 心力衰竭、休克。

**(三)机械通气形式的选择**

1. 呼气末正压通气(PEEP) 有利于防止呼气阶段肺泡不张,减轻肺泡换气部位水肿,改善通气,纠正肺内右至左分流,适用于肺顺应性下降,肺泡萎陷不张的急性呼吸窘迫综合征(ARDS)患者。

2. 持续气道正压通气(CPAP) 在自主呼吸的基础上,呼吸机在吸气与呼气时均给予一定正压,促使肺泡张开,用于肺顺应性下降及肺不张等。

3. 间歇强制性通气(IMV) 适用于肺顺应性正常或静态肺顺应性增加,如肌肉神经疾病、慢性阻塞性肺部疾病等,以及肺顺应性下降,如弥漫性肺泡病变、肺水肿等。

4. 高频喷射通气(HEJV) 是高频通气的类型之一,采用高压氧,通过直径 1~2mm 的针头,以脉冲形式的气流注入气道内,是一种操作简便、安全有效的机械通气方法。

## 四、纠正酸碱平衡紊乱及电解质紊乱

酸中毒更常见,根本措施仍是改善通气,而碱性药物最好在血气分析指导下应用。

## 五、积极防治感染、应激性溃疡等并发症

## 六、积极治疗原发病

## 【转运条件】

1. 症状有不同程度的缓解，尽量采取必要措施，保证生命体征平稳。

2. 患者可取半卧位。

3. 确保呼吸道通畅。

4. 吸氧，必要时应用呼吸机。

5. 确保静脉通道通畅。

6. 持续心电监护。

7. 途中严密监控患者的意识、呼吸、心率、血压，以及原发病等病情变化。

# 第十一章 急性呼吸窘迫综合征

急性呼吸窘迫综合征(acute respiratory distress syndrome, ARDS),是急性呼吸衰竭的一种类型,以急性呼吸窘迫和严重的低氧血症为主要表现。高浓度供氧,仍不能缓解低氧血症。其发病机制目前尚无统一认识,病死率高达60%。

## 【诊断要点】

1. 病因  具有可引起ARDS的原发病,如严重创伤、烧伤、感染、休克、中毒、误吸、弥散性血管内凝血。

2. 临床表现  在原发病的救治过程中,出现呼吸困难,呼吸频率超过28次/min,与体位无关。可有鼻翼扇动、喘鸣、发绀,病情呈进行性加重,常用的给氧方法不能纠正缺氧。早期双肺可闻干、湿啰音及哮鸣音,后期可呈肺实变体征,呼吸音减弱,并可闻湿啰音及管状呼吸音。最后可发生心力衰竭或周围循环衰竭。

3. 血气分析,有低氧血症,在海平面吸空气时,动脉血氧分压($PaO_2$)低于8.0kPa(60mmHg)。

4. 肺部X线改变,可出现肺泡实变。

5. 鉴别诊断  除外心源性或非心源性肺水肿引起的呼吸衰竭等。

## 【即刻处理】

原则:迅速纠正缺氧,克服进行性肺泡萎陷,改善微循环,消除肺水肿,积极治疗原发病。

### 一、一般处理

1. 保持呼吸道通畅,清除口腔内分泌物,鼓励患者咳嗽、咳痰及深呼吸。

2. 面罩高流量吸氧。

### 二、迅速纠正低氧血症

尽早机械通气是国内外普遍采用的关键救治措施。

1. 呼气末正压呼吸(PEEP)　可增加功能残气量,增加肺组织顺应性,改善肺间质水肿,提高氧分压,从而使病情得到改善。

2. 高频喷射通气(HFJV)　操作简便、无创伤,可避免气压伤,不干扰自主呼吸,并能避免长期高浓度供氧而引起的氧中毒,可迅速改善严重的低氧血症。而且对于因过度换气引起的呼吸性碱中毒也有明显疗效。

### 三、改善肺循环

1. 肾上腺糖皮质激素　可减轻肺泡上皮与毛细血管内皮细胞的损害,还可提高组织对缺氧的耐受能力,缓解支气管痉挛,大剂量还可抑制 α- 受体,扩张血管,疏通微循环。激素应用的原则是早期、大量、早撤。可选用甲泼尼龙 80~120mg/ 次,静脉注射,每天 3 次。也可选用氢化可的松 1 000mg/d 静脉滴注。还可选用地塞米松 20~30mg/ 次,静脉注射,每天 3 次。

2. 山莨菪碱(654-2) 10~20mg/ 次,静脉注射。

3. 酚妥拉明 10~20mg 静脉注射,半小时重复 1 次。应用过程中严密监控血压,血压降低时禁用。

## 四、消除肺间质水肿

1. 低蛋白血症 可应用白蛋白注射液 50g 于 1.5 小时静脉滴注完。

2. 呋塞米(速尿) 60~100mg 静脉注射。如未用白蛋白注射液,呋塞米可 40~80mg/d,静脉注射。

## 五、补液

在保证血容量、稳定血压的前提下进行,出入液量呈轻度负平衡为宜,最好在血流动力学指导下进行。早期以晶体液为宜,晚期以胶体液为宜。

## 六、支持治疗

如加强营养支持,维持水、电解质平衡等。

## 七、积极治疗原发病

只有积极治疗原发病,才有可能逆转急性呼吸窘迫综合征。如控制严重感染、纠正休克等。

## 【转运条件】

1. 进行必要的处理,尽量保证生命体征平稳。

2. 患者可取平卧位或半卧位。

3. 确保气道通畅。

4. 途中用简易呼吸机或呼吸器加压给氧，或面罩高浓度给氧。

5. 血压在安全范围。

6. 保持静脉通道通畅。

7. 心电监护。

8. 途中严密监控患者的意识、呼吸、心率、血压及原发病等病情变化。

# 第十二章 急性气道梗阻

急性气道阻塞,指由于各种原因造成的口、鼻、咽、喉、气管、支气管的阻塞,导致通气功能障碍,甚至窒息、死亡。

## 【诊断要点】

1. 病因 有引起气道梗阻的病因,如气道异物、呕吐、咯血、喉头水肿或痉挛、舌后坠、外伤等病史。

2. 临床表现 发病急骤,根据不同的病因可有不同的表现,多可表现为咳嗽、呼吸困难、发绀、烦躁不能说话,并用手指抓压颈部,呈吸气性喘鸣,呼吸困难,可出现三凹征(吸气时,胸骨上切迹、锁骨上窝及肋间隙随吸气动作向内凹陷),并出现剧烈呛咳,口唇、面色发绀、肺部呼吸音减弱或消失。如为完全性梗阻则呼吸停止,可迅速窒息死亡。

## 【即刻处理】

原则:争分夺秒,针对不同病因采取不同措施,解除气道阻塞,保证通气功能,纠正缺氧,积极防治呼吸衰竭等并发症。

### 一、迅速解除气道阻塞

1. 各种原因导致的昏迷 均可出现舌后坠而造成的气

道阻塞,应立即采用手法开放气道,使患者头部充分后仰而使舌根部抬起,离开咽后壁,从而使得气道通畅,也可采取"稳定侧卧位",还可放置口咽通气导管。如因呕吐物造成窒息,立即清理口腔、咽部异物,可酌情用吸引器吸出。

2. 气道内异物梗阻 如硬币、玻璃球、花生米、瓜子等异物误吸入气道内,应立即采用气道内异物手法排出(如海姆立克法);可根据病情进行环甲膜穿刺或切开;有条件时,可在喉镜、气管镜直视下取出异物。

3. 如肺结核、肺癌、支气管扩张等咯血发生窒息者,应迅速体位引流,立即取头低脚高体位,轻拍背部,以利血块排出,并尽快用手指清除口、鼻、咽、喉部血块。必要时应立即气管内插管,用吸引器吸出血块、解除窒息。

4. 喉头水肿,可由于过敏、急性喉炎等原因引起。可选用地塞米松 10~20mg 静脉注射或稀释后雾化吸入,还可选用甲泼尼龙、氢化可的松等。重者应迅速行环甲膜穿刺或切开,也可行气管切开。

5. 吸入性损伤(呼吸道烧伤) 可行环甲膜穿刺或切开。

6. 颈部血肿压迫气道 多因外伤所致,应立即行环甲膜穿刺或切开,以及气管切开,亦可行气管内插管。必要时,可行局部穿刺抽出积血,解除压迫,以使气道通畅。

7. 上颌骨骨折段下垂压迫咽部引起的窒息 可用筷子、小木棍、压舌板等物,横放在两侧前磨牙部位,并将两端用绷带悬吊在头顶部,将上颌骨骨折段向上提起,以解除窒息。

## 二、对症处理

如吸氧、分泌物吸引等,防治呼吸衰竭等。

### 三、积极治疗原发伤病及并发症

### 四、环甲膜穿刺或切开

如现场条件有限,凡须气管切开者,均以环甲膜穿刺或切开代替。

## 【转运条件】

1. 必须进行必要的处理,尽量保证生命体征平稳,尤其应保持气道通畅。

2. 应根据具体情况决定患者体位。

(1)昏迷可取平卧位或侧卧位。

(2)气道异物如果仍未排出,应取头低臀高位,并不间断地抢救。

(3)咯血患者取侧卧位,患侧朝下。

(4)喉头水肿可取半卧位或坐位。

(5)吸入性损伤可取平卧位或半卧位。

(6)颈部血肿压迫气道可取半卧位。

(7)上颌骨骨折段下垂压迫咽部引起的窒息可取半卧位。

3. 必要时吸氧。

4. 必要时保持静脉通道。

5. 必要时心电监护。

6. 对于现场处理确有困难者,迅速就近送往医院,途中仍应坚持积极抢救,如气道异物梗阻。

7. 途中严密监控患者的神志、面色、呼吸、心率、血压及原发伤病等病情变化。

# 第十三章 咯 血

咯血,指喉部以下的呼吸器(包括气管、支气管及肺)出血,经喉及口腔而咯出。咯血量每次少于 100ml 为小量咯血,100~300ml 为中等量咯血,超过 300ml 为大咯血。咯血可引起窒息或失血性休克而死亡。

## 【诊断要点】

### 一、病因

可有肺结核、肺癌、支气管扩张、二尖瓣狭窄、血液病等病史。

### 二、临床表现

喉痒、咳嗽、咯鲜红色血,可混有痰液及泡沫,呈碱性反应。患侧呼吸音减弱,可闻湿啰音。咯血还可导致窒息、休克等,甚至死亡。还可有原发病表现等。

### 三、鉴别诊断

除外呕血及鼻、咽、口腔出血、呕血等。咯血与呕血的鉴别见表 2-13-0-1。

表2-13-0-1 咯血与呕血的鉴别

| 项目 | 咯血 | 呕血 |
|------|------|------|
| 病史 | 可有肺结核、肺癌、支气管扩张等 | 可有胃十二指肠溃疡、肝硬化、急性胃黏膜损伤等 |
| 前驱症状 | 喉痒、咳嗽 | 上腹不适、恶心 |
| 血液颜色 | 鲜红 | 多为暗红色或棕褐色，偶见鲜红色 |
| 血液混合物 | 痰液 | 胃液、食物残渣 |
| 血液酸碱度 | 弱碱性 | 酸性 |
| 出血后痰液 | 可持续数日血痰 | 无 |
| 黑便 | 如无吞咽血液则无黑便 | 常伴黑便，并可持续数日 |

## 【即刻处理】

原则：迅速止血，确保呼吸道通畅，防治窒息与休克，治疗原发病。

### 一、一般处理

1. 绝对卧床休息，取侧卧位，患侧在下方。

2. 精神紧张、恐惧者，可选用地西泮10mg肌内注射，但呼吸抑制、意识障碍者禁用。

3. 剧烈咳嗽者可选用可待因30mg肌内注射，但窒息者禁用。

4. 大咯血者立即取头低脚高俯卧位，轻拍背部，以利血块排出，可用手指清除口、鼻、咽、喉部血块，必要时气管内插管，用吸引器吸出血块，以防发生窒息。

## 二、迅速止血

### （一）降低肺循环压力，减少肺血流量

1. 脑垂体后叶素  5~10U 加入 25% 葡萄糖溶液 20~40ml 中，于 10~20 分钟静脉注射完。也可以 10~20U，加入 5% 葡萄糖溶液 500ml 中静脉滴注。本药为中等量或大量咯血的首选药物。不良反应有头痛、面色苍白、心悸、胸闷、腹痛、排便感、血压增高等，故高血压、冠心病、肺心病、心力衰竭、孕妇等禁用此药。

2. 普鲁卡因  50~100mg 加入 25% 葡萄糖溶液 40ml 中于 10~20 分钟静脉注射完，或以 300mg 加入 25% 葡萄糖溶液 500ml 中静脉滴注。本药在应用前应先做过敏试验。适用于反复中等量或大量咯血者，常与脑垂体后叶素交替应用，还适用于高血压、冠心病、孕妇等禁用脑垂体后叶素者。如应用过程中出现惊厥，可用苯巴比妥（鲁米那）缓解。

3. 酚妥拉明  10~20mg 加入 5% 葡萄糖溶液 500ml 中缓慢静脉滴注，每天 1 次，连用 5~7 天。本药可直接扩张血管，使右心房压力及肺血管阻力降低，使肺动、静脉压力降低，从而减少肺血流量以达到止血目的。应用过程中必须严密监控血压、心率，血压下降者禁用。

### （二）应用止血药物

1. 氨甲苯酸  0.3g 加入 5% 葡萄糖溶液 500ml 中静脉滴注，每日用量不大于 0.6g。

2. 6- 氨基己酸  初始量 4~6g 加入 5% 葡萄糖溶液 100ml 中静脉滴注，15~30 分钟滴完，维持量 1g/h，维持时间依病情而定，每日量不大于 20g。

3. 酚磺乙胺（止血敏）  0.5g 肌内注射或 0.5g 加入 25%

葡萄糖溶液 40ml 中静脉注射，或 1g 加入 5% 葡萄糖溶液 500ml 中静脉滴注。

4. 卡巴克络　10mg 肌内注射。

5. 维生素 K　10mg 肌内注射。

### （三）积极治疗原发病及并发症

积极防治大咯血窒息、失血性休克、呼吸衰竭等并发症。

## 【转运条件】

1. 无活动性大咯血。

2. 患者取侧卧位，患侧朝下。

3. 确保呼吸道通畅，防止窒息。

4. 血压在安全范围。

5. 必要时吸氧。

6. 必要时保持静脉通道。

7. 必要时心电监护。

8. 途中严密监控患者的神志、呼吸、心率、血压及咯血等病情变化。

# 第十四章 气　　胸

气胸,指空气进入胸膜腔,使胸腔内压力增高,甚至由负压变成正压,以致肺脏压缩,静脉回流受阻,发生不同程度的肺、心功能障碍。因肺部疾患使肺组织和脏层胸膜破裂发生的气胸,称自发性气胸,又可分为闭合性或张力性气胸;因胸部外伤引起的气胸称外伤性气胸,又可分为闭合性、张力性及开放性气胸。

## 【诊断要点】

### 一、病因

可有肺结核、肺气肿(肺大泡)、肺脓肿、尘肺或胸部外伤史等。自发性气胸常有持重物、屏气、剧咳、剧烈运动等诱因。

### 二、气胸的分类及临床表现

1. 闭合性气胸　肺脏压缩<30%,可无症状或仅有轻度气短;重者胸痛、胸闷、呼吸困难。气管向健侧移位,患侧语颤减弱或消失,叩诊呈鼓音,听诊呼吸音减弱或消失。

2. 张力性气胸　胸膜腔内只能进气而不能排气,形成胸腔内高压。出现胸痛、心悸、烦躁、呼吸浅快、鼻翼扇动、进行性呼吸困难、发绀、冷汗,甚至神志障碍、呼吸衰竭。气管纵隔向健侧移位,颈前及胸部可出现皮下气肿,患侧肋间隙饱满,语颤消失,叩诊呈鼓音,听诊呼吸音消失。张力性气胸可迅速危及生命。

3. 开放性气胸 胸膜腔通过胸壁伤口与外界相通,可出现胸痛、呼吸困难、休克、呼吸时伤口可有吸吮声,肺脏损伤时多有咳嗽、咯血。

### 三、胸部 X 线检查可确诊

### 四、鉴别诊断

除外支气管哮喘、肺气肿、肺水肿、急性心肌梗死、肺梗死等。

## 【即刻处理】

原则:立即排气减压,维持呼吸功能,防治呼吸衰竭、休克等并发症。

### 一、一般处理

1. 立即取半卧位,保持安静,安慰患者,如意识不清或休克可取侧卧位或仰卧位。

2. 保持呼吸道通畅,及时清除咽部、口腔内分泌物,防止窒息。

3. 吸氧。

### 二、各种气胸的处理

1. 闭合性气胸 肺脏压缩＜30％,可不予处理。积气较多,经 1~2 次胸腔穿刺抽气即可。

2. 张力性气胸

（1）立即胸腔穿刺抽气,解除胸腔内高压状态后,于穿刺针尾部套上并结扎固定一剪有裂口的橡皮指套,起临时排气的活瓣作用,可使气体只出不进,以降低胸腔内高压。

（2）胸腔内压下降后,立即行胸腔闭式引流,并严密观察胸腔内压变化。

3. 开放性气胸　立即于深呼气末覆盖洁净的保鲜膜,再用棉垫、毛巾、绷带、三角巾等加压包扎,严密封闭伤口,把开放的伤口变成相对封闭的伤口,防止漏气。迅速到医院进行清创缝合,持续胸腔闭式引流。

4. 积极防治呼吸衰竭、休克、感染等并发症。

5. 积极治疗原发病。

## 【转运条件】

1. 张力性气胸必须解除胸腔内高压;开放性气胸应严密封闭胸壁伤口。

2. 采取必要措施,尽量保证呼吸、血压等生命体征平稳。

3. 患者取半卧位。

4. 吸氧。

5. 必要时保持静脉通道。

6. 必要时心电监护。途中严密监控患者的意识、面色、呼吸、心率、血压、局部伤口、穿刺部位以及原发伤病等病情变化。

# 第十五章 支气管哮喘

支气管哮喘,指机体对抗原性或非抗原性刺激引起的气道反应性增高,导致支气管痉挛、不同程度阻塞的变态反应性疾病,简称哮喘。

## 【诊断要点】

### 一、病因

可有反复哮喘发作史或过敏原接触史。

### 二、临床表现

多突然发作,为呼气性呼吸困难,被迫端坐位,烦躁不安,口唇发绀,窒息感。早期干咳,双肺满布哮鸣音,心率增快,合并感染者可闻湿啰音,痰液增多。重者呼吸抑制,哮鸣音减弱或消失,血压下降,呼吸衰竭,意识障碍,甚至死亡。哮喘发作持续24小时以上,称为哮喘持续状态。

### 三、鉴别诊断

除外心源性哮喘、喘息性支气管炎、自发性气胸等。

## 【即刻处理】

原则:迅速解除支气管痉挛,纠正缺氧。

## 一、一般处理

1. 迅速消除过敏原等诱因，消除患者的紧张、焦虑及恐惧情绪。

2. 吸氧。

## 二、药物应用

1. 选用迅速解除支气管痉挛的药物

（1）肾上腺素 0.3~0.5mg 皮下注射，无效时可于 10 分钟后重复应用，可重复 2~3 次。危重者也可以 0.3~0.5mg 稀释后静脉注射。应严密监控呼吸、心率、血压等。冠心病、心源性哮喘、高血压、甲亢者禁用。

（2）沙丁胺醇 0.5mg 加入 5% 葡萄糖溶液 100ml 中静脉滴注，2~8µg/min。本药为 β- 受体兴奋剂，是目前常用的支气管扩张剂，能迅速可靠地使痉挛的支气管平滑肌舒张，增加气道内气体流通率，对于解除急性哮喘症状可列为首选药物之一，但不宜长期规律性应用。

（3）氨茶碱 250mg 肌内注射，或 250mg 加入 25% 葡萄糖溶液 20~40ml 中于 10 分钟静脉注射完，以免引起严重心律失常、血压下降、惊厥、心搏骤停等；静脉注射后，可继续以 250~500mg 加入 5% 葡萄糖溶液 500ml 中静脉滴注，1mg/（kg·h）。本药不仅可以扩张支气管、强心、利尿，还可增强支气管黏膜纤毛的摆动、清除作用。但高龄、血压下降、心律失常、心率> 140 次 /min 者慎用。

（4）二羟丙茶碱（喘定） 250mg 肌内注射或 250mg 稀释后缓慢静脉注射，也可以 0.5~1.0g 加入 5% 葡萄糖溶液 500ml 中静脉滴注。本药可扩张支气管，兴奋心脏的作用仅是氨茶碱的 1/20~1/10，特别适用于心率过快的哮喘患者，但不宜与氨茶碱同用。

2. 肾上腺糖皮质激素的应用　选用甲泼尼龙 40mg 静脉注射或氢化可的松 200mg 加入 5% 葡萄糖溶液 500ml 中静脉滴注。还可选用地塞米松 10~20mg 静脉注射。

3. 纠正酸中毒　重症哮喘常可引起呼吸性或代谢性酸中毒，此时可抑制肾上腺素及氨茶碱等药物发挥作用，故可酌情选用 5% 碳酸氢钠 250ml 静脉滴注。但心源性哮喘者禁用，且不得与肾上腺素混合应用。

4. 呼吸抑制者，可选用呼吸兴奋剂，如尼可刹米（可拉明）0.375g 及洛贝林 3mg 静脉注射后，继以尼可刹米 1.875g 及洛贝林 15mg，加入 5% 葡萄糖溶液 500ml 中静脉滴注。

5. 补液　重症哮喘发作时因呼吸用力、大汗等，易发生脱水，痰不易咳出，应酌情补液，一般每天 2 000~3 000ml。并注意纠正酸碱平衡紊乱及电解质紊乱。

### 三、人工通气

经上述抢救仍不缓解，且出现意识障碍、呼吸抑制等，应及时采取气管内插管，进行人工通气。

## 【转运条件】

1. 症状基本缓解，意识清楚。
2. 血压在安全范围。
3. 患者取半卧位或坐位。
4. 吸氧。
5. 保持静脉通道通畅。
6. 必要时心电监护。
7. 途中严密监控患者的意识、呼吸、心率、心律、血压等病情变化。

# 第十六章 急性肺栓塞

急性肺栓塞,是由于内源性或外源性栓子突然阻塞肺动脉主干或其分支,导致以肺循环功能障碍和呼吸功能障碍为主要临床病理生理特征的临床综合征。包括肺血栓栓塞、脂肪栓塞、羊水栓塞、空气栓塞、肿瘤栓塞、细菌栓塞等,以肺血栓栓塞最为常见,下肢深静脉血栓,是导致肺栓塞最常见的原因。临床表现复杂多样,无特异性表现,发病突然,病情凶险,漏诊率、误诊率及死亡率很高。因此,提高对本病的认识,及时确诊与抢救是至关重要的。

## 【诊断要点】

1. 常见病因与诱因 ①由于下肢骨折、骨盆骨折、烧伤、瘫痪或大手术而长期卧床,或乘坐飞机、火车久坐不活动等,均可导致静脉血流缓慢、瘀滞而容易发生下肢静脉血栓;②有急性心肌梗死、心房纤颤、心力衰竭及慢性肺心病等心肺疾病史;③服用避孕药的妇女、妊娠妇女、产后妇女,以及分娩时易发生羊水栓塞的妇女;④肺癌、消化道肿瘤、绒癌与白血病等肿瘤患者;⑤肥胖与严重下肢静脉曲张等,均为急性肺栓塞的易发人群。

2. 临床表现 发病突然,病情凶险,表现复杂多样,除呼吸困难、胸痛、咯血 3 大症状外,还可出现胸闷、心悸、心率增快、晕厥、烦躁不安、发绀、发热，恐惧感、濒死感，肺部可闻干湿啰音，血压下降、甚至休克。少数患者表现为腹痛，极易漏诊。还可有深静脉血栓表现，如患肢肿胀、疼痛、压痛、浅静脉扩张、皮肤色素沉着等。肺动脉瓣第二心音亢进、心前区杂音、肺啰音等。出现肺栓塞典型三联征（呼吸困难、胸痛、咯血）仅占 20%。总之，病情复杂多样，无特异性表现，漏诊率与误诊率很高，关键在于遇到有以上表现的患者，在考虑急性心肌梗死、急性主动脉夹层等的同时，也应想到急性肺栓塞发生的可能。

3. 辅助诊断

（1）心电图：多为非特异性表现，较多见的包括 $V_1$～$V_4$、Ⅱ、Ⅲ及 aVF 的 S-T 段压低及 T 波倒置，$V_1$ 呈 QS 型，Ⅰ导联 S 波加深、Ⅲ导联出现 Q/q 波及 T 波倒置，即 SⅠQⅢTⅢ综合征、不完全或完全右束支传导阻滞。QRS 电轴右偏和窦性心动过速可视为与肺栓塞相关的典型心电图改变。SⅠQⅢTⅢ诊断肺栓塞的特异性高达 100%，但敏感性太低。肺栓塞的心电图改变是非特异性、非诊断性的，但却是有价值的。

（2）其他检查：在目前院前急救的条件下，基本是做不到的，如动脉血气分析、血浆 D- 二聚体、超声心动图、胸部 X 线片、CT 肺动脉造影、磁共振成像、肺动脉造影等检查。

4. 除外急性心肌梗死、急性主动脉夹层，以及其他原因所致的休克、晕厥、胸腔积液等。

## 【即刻处理】

原则：纠正休克或低血压，尽快到医院内进行溶栓、抗凝及手术治疗等。

## 一、一般治疗

1. 对卧床休息,保持大便通畅,避免用力。

2. 持续吸氧。

3. 根据具体情况使用镇静、止痛、镇咳等药物对症治疗,必要时使用吗啡、哌替啶静脉注射或肌内注射。

## 二、纠正休克或低血压

1. 补充有效循环血量　低分子右旋糖酐 500ml 静脉滴注。

2. 升压药物的应用　多巴胺 100~200mg 加入 5% 葡萄糖溶液 500ml 中静脉滴注,也可选用去甲肾上腺素等。

3. 肾上腺糖皮质激素的应用　本类药物有抗休克作用。甲泼尼龙 40mg 静脉注射,也可选用氢化可的松 200mg 加入 5% 葡萄糖溶液 500ml 中静脉滴注。还可选用地塞米松 10~20mg 静脉注射。

## 三、扩张支气管

当伴有支气管痉挛时,可选用氨茶碱 250mg 肌内注射或 250mg 加入 25% 葡萄糖溶液 20~40ml 中缓慢静脉注射,以免引起严重心律失常、血压下降、惊厥、心搏骤停等不良反应。本药有扩张支气管、强心、利尿及降低肺动脉压的作用。但高龄、甲亢、低血压、心律失常、心率 > 140 次 /min 者慎用。亦可选用二羟丙茶碱( 喘定 )250mg 肌内注射或稀释后静脉注射。

## 四、迅速到院内进行溶栓、抗凝或手术治疗等

## 【转运条件】

1. 尽量缓解症状、保持生命体征平稳。

2. 休克的患者取平卧位，呼吸困难的患者可取半卧位。

3. 持续吸氧。

4. 确保呼吸道通畅。

5. 确保静脉通道通畅。

6. 持续心电监护。

7. 途中始终严密监控患者意识、面色、呼吸、脉搏、血压、肺部啰音、周围循环、尿量及原发病等病情变化。

# 第十七章 急性上消化道出血

急性上消化道出血，指十二指肠悬韧带以上部位的出血，包括食管、胃、十二指肠、胆管、胰腺、胃空肠吻合口等部位的出血。严重出血可导致休克，甚至危及生命。

## 【诊断要点】

### 一、病因

可有消化性溃疡、肝硬化、急性胃黏膜病变、胃癌、胆管或胰腺病变、血液病等病史。

### 二、临床表现

恶心、呕吐暗红色或咖啡色液体，可混有食物，呈酸性反应。可伴头晕、心悸、面色苍白、脉搏细弱、心率增快、血压下降，甚至晕厥、休克，可伴黑便，个别患者以晕厥为首发症状。呕吐物及粪便隐血试验呈阳性。另外，还可有原发病表现等。

### 三、鉴别诊断

除外咯血等。

## 【即刻处理】

原则：迅速止血，防治休克。

## 一、一般处理

1. 立即卧床休息，可取侧卧位，防止呕吐引起窒息。
2. 保持安静，安慰患者，消除紧张。
3. 禁止饮食。

## 二、迅速止血

药物止血，可选用：

1. 去甲肾上腺素　8mg 加入 0.9% 氯化钠溶液 200ml 中注入胃内（注入前，应先将胃内容物吸出），但高血压、冠心病者禁用。

2. 6- 氨基己酸　初始量 4~6g 加入 5% 葡萄糖溶液 100ml 中静脉滴注，15~30 分钟滴完，维持量 1g/h，维持时间依病情而定，每日量不大于 20g。

3. 氨甲苯酸　0.3g 加入 5% 葡萄糖溶液 500ml 中静脉滴注，每日用量不大于 0.6g。

4. 酚磺乙胺　1g 加入 5% 葡萄糖溶液 500ml 中静脉滴注。

5. 维生素 K　10mg 肌内注射或加入 5% 葡萄糖溶液 500ml 中静脉滴注。适用于食管、胃底静脉曲张破裂者。

6. 脑垂体后叶素　40U 加入 5% 葡萄糖溶液 500ml 中静脉滴注，0.1~0.3U/min。亦可应用 10U 肌内注射或 5~10U 加入 25% 葡萄糖溶液 40ml 中，于 10~20 分钟静脉注射完。适用于食管、胃底静脉曲张破裂出血者，但高血压、冠心病、甲亢、孕妇禁用。

7. 三甘氨酰基赖氨酸加压素　2mg 加入 5% 葡萄糖溶液 500ml 中静脉滴注。本药为新型血管收缩剂，止血作用较好。

### 三、保护胃黏膜药物的应用

（一）奥美拉唑　40mg 缓慢静脉注射或加入 5% 葡萄糖溶液 500ml 中静脉滴注。适用于消化性溃疡、急性胃黏膜病变。

（二）西咪替丁（甲氰咪呱）　400~600mg 缓慢静脉注射，或加入 5% 葡萄糖溶液 500ml 中静脉滴注。适用于消化性溃疡、急性胃黏膜病变等。

### 四、三腔两囊管的应用

应用三腔两囊管压迫止血，凡食管、胃底静脉曲张破裂出血者或可疑者，均应首选此法。

### 五、积极防治失血性休克

## 【转运条件】

1. 食管、胃底静脉曲张破裂出血者，应采用三腔两囊管压迫止血。血压在相对安全范围。

2. 确保气道通畅，患者取侧卧位，防止呕吐引起窒息。

3. 保持静脉通道通畅。

4. 必要时心电监护。

5. 途中严密监控患者的意识、呼吸、心率、血压、周围循环及出血等病情变化。

# 第十八章 昏　迷

　　昏迷是由于各种原因导致的大脑皮层与脑干的网状上行激活系统受到广泛、严重的抑制，是意识障碍的严重类型。不仅自主运动消失，并出现对外界各种刺激的反应减弱或消失，而且各种生理反射减弱或消失，还可出现生命体征改变。

## 【诊断要点】

### 一、是否昏迷

　　下列情况有时易与昏迷混淆，应予鉴别。

　　（一）晕厥　指突然发生的、短暂的意识丧失状态，是由于一过性、广泛性脑供血不足所致，1~3分钟便可清醒。而昏迷意识丧失的时间持久且难以恢复。

　　（二）癔症　可出现精神症状，卧床不起、双目紧闭、过度换气、抽搐等各种表现，对于外界刺激如呼唤、摇动、甚至疼痛刺激均不产生反应，但发作时仍有情感反应，如眼角噙泪，并有主动抗拒，如分开双睑时反而闭合更紧，并见双侧眼球向上转动，瞳孔大小及对光反射均正常，放手后双眼迅速闭紧，而真性昏迷患者则缓慢闭合。神经系统及全身体格检查多无异常发现。有明显情绪诱因，给予暗示等适当治疗后，不反应状态常可迅速缓解。故癔症仅为意识范围缩小而非意识丧失。

（三）**木僵状态**　常见于精神分裂症。患者不动、不语、不进食、不排大小便，对强烈刺激也无反应，甚至出现瞳孔改变、尿潴留等。但大多有蜡样屈曲、违拗症，或与兴奋躁动交替出现。脱离木僵后能回忆当时所受的环境刺激，证明患者当时的意识是清楚的，实际上并无意识障碍。

（四）**闭锁综合征**　由于脑桥基底部病变所致，较少见。患者眼球不能向两侧转动，不能张口，不能说话，四肢瘫痪，貌似睁眼昏迷。实际意识尚清，能理解问话而以眼球垂直运动及瞬目示意。

## 二、昏迷的程度

对于昏迷程度的评估，须仔细观察、认真判断，这对于抢救、护理、判断预后等均有重要意义。昏迷的程度是人为划分的，其间并无截然界限，并可在其发展与救治过程中相互转化。

（一）**轻度昏迷**　也称浅昏迷。患者自主运动消失，对周围事物及声、光等刺激均无反应，但对强烈的疼痛刺激，如压迫眶上神经可有痛苦表情及防御反射。吞咽、咳嗽、角膜反射及瞳孔对光反射等仍然存在。呼吸、脉搏、血压一般无明显改变。大小便可潴留或失禁。某些患者可伴谵妄或躁动。

（二）**中度昏迷**　对各种刺激均无反应，对强烈疼痛刺激可出现防御反射，但角膜反射减弱、瞳孔对光反射迟钝、眼球固定。呼吸、脉搏、血压可有改变。大小便潴留或失禁。

（三）**重度昏迷**　也称深昏迷。对任何刺激均无反应。腱反射及吞咽、咳嗽、角膜反射和瞳孔对光反射均消失，肌张力下降。呼吸不规则、血压可下降。大小便失禁、偶有潴留。此时机体只能维持最基本的生命活动。

### 三、昏迷病因的鉴别

昏迷的即刻诊断并不困难,但昏迷的病因十分繁杂,立即做出昏迷的病因诊断有时并不容易,必须根据病史、体格检查,并结合实验室检查及 CT 等特殊检查结果,方可明确病因。但在院前急救工作中不具备实验室检查及特殊检查的条件,故病史采集与体格检查则愈显重要。

**(一)病史采集** 重点了解以下情况:

1. 既往是否有可能引发昏迷的疾病 如高血压、糖尿病、癫痫及严重心、肺、肝、肾等病史。

2. 昏迷是首发表现,还是某些疾病发展过程中逐渐发生的。如为后者,往往有某些线索可帮助病因诊断。

3. 发病缓急 发病急骤多见于急性脑血管病、颅脑损伤、癫痫、心脏急症、急性中毒、电击、窒息等;发病较缓多见于内分泌及代谢性疾病、如糖尿病、尿毒症、肝性脑病、肺性脑病、颅内肿瘤、急性颅内感染或全身性感染等。

4. 首发表现 首发剧烈头痛可见于急性脑血管病,尤以蛛网膜下腔出血多见;首发表现发热应考虑颅内感染或全身性感染。

5. 伴随表现 注意与昏迷出现的先后顺序。偏瘫多见于急性脑血管病、颅脑损伤、颅内肿瘤;抽搐可见于癫痫、高血压脑病、急性脑血管病等;脑膜刺激征可见于蛛网膜下腔出血、脑膜炎等。

6. 发病季节 冬季应考虑一氧化碳中毒,夏季应考虑中暑。

7. 发病环境 有无造成电击、一氧化碳等中毒或其他发生意外事故的环境条件;有无药品、药瓶、毒物、遗书等;现场气味、呼气气味、呕吐物气味等;有无血迹、搏斗痕迹等均应注意。

8. 发病前有无诱因 如体力活动、情绪激动、自杀倾向等。

9. 用药史 有无服用催眠药物或其他药物史,糖尿病患者注射胰岛素的时间、剂量,是否突然停药等。

10. 一般在公共场合发现的昏迷患者,多为急性脑血管病、颅脑损伤、癫痫、心脏急症及服毒自杀等。

**(二)体格检查**

1. 生命体征

(1)体温:发热见于颅内感染或全身感染、中暑、脑干损害、抗胆碱能类药物中毒等;体温过低见于休克、低血糖症、催眠类药物中毒等,体温 < 32℃本身就可导致昏迷。

(2)脉搏:脉搏增快见于发热、甲亢危象、休克、快速型心律失常、氯丙嗪或抗胆碱类药物中毒;脉搏减慢见于脑出血、颅内高压症、阿片类药物中毒或心脏房室传导阻滞;脉搏洪大见于脑出血、乙醇中毒;脉搏细弱见于休克等。

(3)呼吸:呼吸深而快见于代谢性酸中毒,如糖尿病、尿毒症;呼吸缓慢见于颅内压增高症;呼吸过慢伴叹息样见于阿片类或催眠类药物中毒;呼吸急促见于急性感染性疾病;鼾声呼吸见于脑出血。呼气有酒味见于急性乙醇中毒;烂苹果味见于糖尿病昏迷;苦杏仁味见于氰化物中毒;大蒜样臭味见于急性有机磷中毒;氨味见于尿毒症;"肝臭"见于肝昏迷。

(4)血压:血压增高见于脑出血、高血压脑病、颅内压增高症等;血压降低见于休克、糖尿病昏迷、催眠类药物中毒、深昏迷。

2. 皮肤黏膜 单纯发绀见于某些中毒,如亚硝酸钠中毒;皮肤苍白见于尿毒症、低血糖昏迷、休克等;皮肤潮红见于脑出血、乙醇中毒、阿托品中毒、高热等；口唇樱红色见于一氧化碳中毒；黄疸及蜘蛛痣见于肝昏迷；皮肤有出血点见于流脑、流行性出血热等；皮肤出现蔷薇疹者见于伤寒；口唇疱疹见于大叶性肺炎、流脑等；口唇及指端发绀见于心肺功能不全；皮肤潮湿见于低血糖昏迷、休克、中暑、甲亢危象、阿片类药物中毒、有机磷农药中毒等。

3. 内脏体征　心、肺、肝、脾等有无阳性体征，胸腔及腹腔有无出血征象。如心律失常、心脏杂音可见于风湿性心脏病、亚急性细菌性心内膜炎合并脑栓塞；桶状胸、喘息、发绀及肺部啰音可见于肺气肿合并肺部感染及肺性脑病；肝脾大合并腹水见于肝昏迷。

4. 神经系统

（1）头颅五官：有无伤痕、血肿、瘀斑及化脓性病灶，耳鼻有无出血或脑脊液漏。

（2）眼部

1）瞳孔：瞳孔的大小、对称性及对光反射等改变常可提示某些病因及病情变化。正常瞳孔直径于白天在室内为3~4mm，但受光线强弱等因素影响较大，尤其在院前急救工作中，各种环境条件因素的影响更大，故检查瞳孔时应与在同一环境条件下的正常人进行对照。通常＜2mm为瞳孔缩小，＞5mm为散大。双侧瞳孔散大见于大脑皮质缺氧，阿托品、可待因、氰化物中毒以及深昏迷、中脑严重病变、脑疝晚期等；双侧瞳孔缩小见于催眠类、阿片类药物或有机磷农药中毒、尿毒症昏迷、脑桥损害等；双侧瞳孔不等大见于蛛网膜下腔出血、颅内血肿、小脑幕切迹疝等。

2）眼球：一侧大脑半球有较广泛损害时，双侧眼球常偏向瘫痪肢体的对侧；一侧脑桥损伤时，双侧眼球偏向瘫痪肢体的同侧；丘脑损伤时，双侧眼球可朝向内下方；脑干广泛损伤时，眼球运动完全丧失而固定于正中位；将昏迷患者的头部向两侧转动或前屈后伸时，双侧眼球则朝相反方向运动，使眼球与身体保持相对原有的固定关系，称眼球的张力性颈反射或头眼反射、或玩偶眼球试验，此反射见于昏迷较浅、脑干功能尚存时。但脑干广泛损害、催眠类药物中毒及正常人不能引出。如为单侧脑干损害，仅影响病侧的玩偶眼球运动。

3）眼底：可导致颅内压增高的疾病均可出现眼底变化。颅脑损伤、脑出血 12~24 小时后即可出现视乳头水肿；视网膜如有广泛的渗出物、出血则应考虑糖尿病、尿毒症、高血压脑病等的可能；玻璃体下较大的或视网膜广泛的、浅表的出血常见于蛛网膜下腔出血。

（3）面瘫：检查昏迷患者的额纹、眼裂、口角、鼻唇沟是否对称，呼气时两侧面颊鼓起是否一致，压迫眶上神经时面肌有无反应。如有中枢性面瘫及同侧面瘫，说明昏迷为对侧中枢损伤所致。

（4）肢体运动功能：偏瘫见于急性脑血管病、颅脑损伤颅内感染、颅内肿瘤等；交叉性瘫痪指脑干病变出现一侧脑神经麻痹及对侧肢体瘫痪；截瘫见于脊髓病变或损伤；双侧性瘫痪即四肢瘫痪见于颈段脊髓病或损伤，还见于下脑干广泛严重的损伤及深昏迷。

1）检查昏迷患者肢体有无瘫痪可采用以下方法

ⅰ. 针刺肢体后的收缩反应。

ⅱ. 压迫眶上神经，瘫痪侧的肢体及口角无活动反应。

ⅲ. 起患者双上肢，再突然松手，瘫痪侧的上肢沉重而迅速地落下。

ⅳ. 将患者双侧膝关节及髋关节屈曲，然后松手，瘫痪侧下肢立即外旋,未瘫痪侧下肢则缓慢滑行伸直。

2)肌力的分级

0级:完全性瘫痪。

1级:仅见肌肉收缩,而无肢体运动。

2级:肢体仅能在床面活动,而不能可克服地心引力。

3级:能克服地心引力而做主动运动,但不能对抗阻力。

4级:可对抗一定的阻力,但力量仍差。

5级:正常肌力。

3)几种情况的鉴别

ⅰ.去大脑强直:四肢强直性伸展,颈后仰,甚至出现角弓反张,可见于脑室出血、中脑梗塞或出血、小脑幕裂孔疝晚期,低血糖症及脑缺氧。

ⅱ.下肢强制性伸展、内收。损害部位一般比去大脑强直为高,累及两侧大脑皮质、内囊或丘脑。

ⅲ.不自主运动:癫痫样发作见于高血压脑病、脑出血、颅脑损伤等。

ⅳ.扑翼样震颤手指及手腕不自主跳动式运动,见于肝性昏迷及肺性脑病。

ⅴ.阵发性抽搐见于阿托品中毒、有机氯中毒等。

ⅵ.强直性抽搐见于一氧化碳、有机磷、氰化物中毒等。

ⅶ.阵发性或强直性抽搐还见于胰岛素过量。

(5)生理反射及病理反射:瘫痪侧角膜反射、腹壁反射、或提睾反射减弱或消失,双侧腱反射不对称,并出现瘫痪侧病理反射等,均有提示脑部局限性病变的定位价值。两侧对称性浅反射减弱或消失,深反射亢进或消失以及病理反射的出现,均与昏迷程度有关。通常认为,浅反射由减弱至消失,同时深反射由亢进至消失,说明昏迷程度加深;弥漫性大脑半球病变或脑干病变,往往双侧病理反射阳性。

（6）脑膜刺激征：表现为颈项强直、克尼格征（Kernig sign）与布鲁辛斯基征（Brudzinski's sign）阳性,多见于脑膜炎、蛛网膜下腔出血。枕骨大孔疝早期、颈椎损伤也可出现颈项抵抗。

## 【即刻处理】

### 一、病因治疗

病因治疗早已被人们认为是最理想的治疗方法,昏迷的患者毫无例外,也应尽快进行病因治疗。例如,脑出血应用止血药物或手术治疗；脑血栓形成应及时溶栓治疗；糖尿病昏迷给予胰岛素治疗；急性一氧化碳中毒进行高压氧治疗；急性有机磷中毒给予解磷注射液治疗；颅内或全身感染引起的昏迷给予有效的抗生素治疗。然而,其中一些昏迷患者在现场无须救治,或因条件限制不可能在现场进行病因救治；但也有不少昏迷患者,必须在现场进行初步的病因救治,方有可能转危为安。

### 二、对症治疗

尽量查明病因进行针对性救治,但一时不可能查明病因者,或因条件限不可能进行病因救治者,则应对症抢救、护理,尽量使患者生命体征平稳。

1. 确保呼吸道通畅　昏迷患者于仰卧位时可发生舌后坠而导致上呼吸道梗阻,甚至导致窒息。此时可将其头部充分后仰或放置口咽通气导管,以解除舌后坠,从而使得呼吸道畅通；也可将头部偏向一侧或取侧卧位,不但可解除舌后坠,还可防止分泌物或呕吐物引起的窒息;必要时还可行气管插管或环甲膜穿刺、切开等。

2. 吸氧。

3. 防治颅内高压症　如发生颅内高压症,可选甘露醇静脉滴注。

4. 血压过高　应采取及时、有效的降压措施。

5. 防治休克　发生休克时应积极补充血容量,根据具体情况应用血管活性剂及碱性药物等,并注意保暖。

6. 呼吸抑制　应及时给予呼吸兴奋剂或采取气管插管、人工通气等措施。

7. 制止抽搐　可酌情给予地西泮缓慢静脉注射等,注意防止呼吸抑制。

8. 如有开放性伤口,应做相应处理。

## 【转运条件】

1. 采取必要的处理后,尽量使其生命体征保持相对平稳,方可转运。

2. 根据具体病情决定患者体位。

3. 确保气道通畅,注意呕吐,防止窒息。

4. 吸氧。

5. 确保静脉通道通畅。

6. 持续心电监护。

7. 途中严密监控患者的意识、面色、瞳孔、呼吸、脉搏、心率、心律、血压、周围循环以及原发病等病情变化。

# 第十九章 颅内压增高症

颅内压增高症,指由于各种原因导致的颅内容物(脑、脑脊液、脑血容量)的体积增加或颅内占位性病变等引起的综合征。经腰穿测定脑脊液压力 > 13.5mmHg 或 180mmH$_2$O。当颅内压严重增高,使脑组织向压力低处移位,被挤入硬膜间隙或颅骨的生理孔道造成嵌顿,称脑疝,常可危及生命。

## 【诊断要点】

### 一、病因

可有急性脑血管病、颅内感染、颅脑损伤、颅内肿瘤、某些中毒、心搏骤停等病史。

### 二、临床表现

(一)脑水肿　轻微或缓慢发生的脑水肿,一般无明显症状和体征;严重或急剧发生的脑水肿,可有明显的颅内压增高表现。

1. 剧烈头痛,呈持续性,并呈进行性加重。咳嗽、用力等均可使头痛加重。

2. 呕吐可呈喷射性,多与剧烈头痛同时出现。无恶心与腹痛等症状,与饮食无关。

3. 眼底检查可见视乳头水肿。

4. 可出现烦躁、抽搐、反应迟钝、表情淡漠、嗜睡、昏迷等神志改变。

5. 生命体征改变 早期血压增高,心率减慢,脉搏洪大,呼吸深慢;晚期表现可相反。

(二)脑疝 不同部位的脑疝表现不同;相同部位的脑疝因发生、发展速度不同,表现也不尽相同。最常见、最危险的脑疝有以下2种。

1. 小脑幕切迹疝

(1)头痛与意识障碍突然加重。

(2)疝侧瞳孔散大:早期,疝侧瞳孔短时间缩小,继而散大,对光反射迟钝至消失;晚期双侧瞳孔散大,对光反射消失的一侧为疝侧。疝侧瞳孔散大、对光反射消失是诊断小脑幕切迹疝较早期而可靠的依据,也是与枕骨大孔疝的特征性鉴别点。

(3)疝的对侧可出现锥体束征或肢体瘫痪。

(4)呼吸可呈叹息样、抽泣样及潮式呼吸,呼吸节律不规则或暂停。

(5)中枢性高热。

2. 枕骨大孔疝 发病急、预后差。

(1)枕项痛,项强直。

(2)呼吸减慢,突然不规则、停止或浅慢。

(3)双侧瞳孔先呈对称性缩小,继而散大,对光反射由迟钝至消失。

## 【即刻处理】

原则:迅速降低颅内压,积极治疗原发病。

## 一、一般处理

1. 确保气道通畅,把头偏向一侧,以防舌后坠及呕吐引起窒息。可放置口咽通气导管,必要时可行气管内插管或气管切开。

2. 吸氧。

3. 可在头部周围放置冰袋。

## 二、迅速降低颅内高压

1. 脱水疗法

（1）20% 甘露醇 250~500ml 于 15~30 分钟内静脉滴注完,约 20 分钟起效,约 2 小时达到高峰,可维持 4~6 小时,每 6~8 小时应用 1 次。但心力衰竭、急性肾衰竭、高渗性昏迷等禁用。

（2）呋塞米（速尿）40~80mg 静脉注射。20 分钟起效,30~40 分钟达到高峰,可维持 2~4 小时,每 4~8 小时应用 1 次。本药属非高渗性脱水剂,不仅通过利尿作用治疗脑水肿,还可抑制钠离子进入脑脊液,而且还可抑制脑脊液生成,从而可以降低颅内高压,尤适用于血容量增多、心力衰竭、肺水肿者;也可用于甘露醇析出结晶而无法使用时或未能建立静脉通道时采用肌内注射,而且本药无明显反跳作用。但血压降低,血容量不足,肾衰竭多尿期者慎用,并应注意防止造成电解质紊乱,尤其应注意低钾血症。

（3）肾上腺糖皮质激素:可选用甲泼尼龙、氢化可的松等,也可选用地塞米松 20~40mg/d,分 4 次静脉注射或肌内注射。本类药物有较好的抗水肿作用,还可减轻或消除高渗性脱水药物的"反跳"现象,可加强脱水、利尿作用。如与低分子右旋糖酐联合使用,效果更佳。但合并应激性溃疡者慎用。为防止出现应激性溃疡，可同时选用奥美拉唑40mg 缓慢静脉注射或加入 5% 葡萄糖溶液 500ml 中静脉滴注。

（4）浓缩血浆白蛋白或浓缩血浆静脉滴注。

2. 低温疗法　以头部降温为主，应尽早应用，肛温维持在32℃即可。

3. 戊巴比妥钠　首次 3~5mg/kg，缓慢静脉注射，每日用量 15~20mg/kg。除颅内高压发生抽搐或极度烦躁等可考虑应用此类药物外，一般不作为首选。而心搏骤停恢复心搏、呼吸后，可首选此药。亦可选用硫喷妥钠，首次 10~30mg/kg，缓慢静脉注射。

4. 应用人工通气使之过度换气，可降低动脉血二氧化碳分压（$PaCO_2$），以收缩脑血管，减少脑血流量，从而降低颅内压，并可改善呼吸性酸中毒。使二氧化碳分压降至25~35mmHg 为宜。但心排血量降低、肾功能不全、碱中毒者禁用。

5. 充分给氧或高压氧治疗，以增加动脉血氧分压（$PaO_2$），使脑血管床的总体积减小。

6. 洋地黄类强心苷，应用常规剂量的地高辛，可使脑脊液生成量减少 66%~78%，洋地黄毒苷可减少 61%，还可选用乙酰唑胺、氢氯噻嗪等药物。以上药物均可减少脑脊液的生成量。首选地高辛，每 8 小时 1 次，尤其适用于间质性脑水肿，脑水肿伴心功能不全等。

7. 液体入量限制在每日 500~2 000ml。

8. 有手术指征者，可采用手术减压。

## 三、积极治疗原发病

## 四、积极治疗原发病及并发症

积极防治呼吸衰竭,感染,水、电解质及酸碱平衡紊乱等并发症。

## 【转运条件】

1. 采取必要措施,尽量保证生命体征平稳。
2. 患者取平卧位。
3. 确保气通畅,防止窒息。
4. 吸氧。
5. 确保静脉通道通畅。
6. 持续心电监护。
7. 途中严密监控患者的意识、瞳孔、呼吸、心率、血压及原发伤病等病情变化。

# 第二十章 急性脑血管病

急性脑血管病是一组突然发病的脑血液循环障碍，并有"四高一低"——发病率高、复发率高、致残率高、死亡率高、治愈率低的特点，是严重威胁人类生命与健康的疾病，已与冠心病、癌症共同构成当代人类的三大死亡原因。它可分为急性出血性脑血管病与急性缺血性脑血管病，这是两组性质截然相反的病，但表现却极为相似。在院前急救工作中缺乏CT检查等确诊手段的条件下，应进行中性治疗，以降低颅内高压、过高的血压、对症处理为主。

## 第一节 脑 出 血

脑出血，指脑实质内的血管自发性破裂出血。本病发病率高、致残率高、病死率高，复发率高，治愈率低，是严重威胁人类生命的疾病。

### 【诊断要点】

#### 一、病因

多见于有高血压史的中、老年人，也可见于有脑血管畸形、颅内肿瘤及血液病等病史的患者。多有情绪激动、体力活动等诱因。

## 二、临床表现

常突然发生头痛、呕吐、面色潮红、瘫痪、失语及不同程度的神志障碍，多为昏迷、呼吸深慢或不规则、鼾声、大小便失禁。脉搏洪大、血压增高、瞳孔改变，出现各种病理征，亦可合并应激性溃疡或脑-心综合征（心电图出现急性心肌梗死样改变或心律失常、心肌缺血等改变）。不同部位的脑出血临床表现如下。

（一）**大脑基底节区出血**　亦称内囊出血。病灶对侧出现不同程度的偏瘫、偏身感觉障碍及偏盲三偏主征，双侧眼球向病灶侧凝视，主侧大脑半球出血可伴失语，头痛多位于患侧，病理反射阳性。

（二）**脑叶性出血**　指大脑半球各叶或跨叶的皮层下白质内出血。常表现为病灶对侧单瘫或轻度偏瘫，或局部性肢体抽搐及感觉障碍，大脑主侧半球病变可出现失语。

（三）**丘脑出血**　可有明显的或较轻的运动性偏瘫，有明显的偏身感觉障碍，双侧眼球呈下视内收状态，瞳孔缩小，对光反射消失。

（四）**脑桥出血**　重者突然深昏迷而无先兆，双侧瞳孔缩小如针尖样，呈去大脑强直或四肢瘫痪及双侧面瘫。初期或轻者可有交叉性麻痹及感觉障碍，双侧眼球运动障碍，呼吸多不规则，体温可高达40℃以上，血压剧增。患者多于24~48小时死亡。

（五）**小脑出血**　突然枕后头痛、眩晕、呕吐、复视、共济失调。多发生昏迷，常出现双侧眼球震颤，凝视患侧，双侧瞳孔缩小，对光反射存在，呼吸发生改变。还可出现脑干及脑神经损害的表现。但偏瘫及偏身感觉障碍不明显。

（六）**脑室出血**　多为基底节处出血后破入侧脑室，小脑或脑桥出血后破入第四脑室，预后极差。多为深昏迷，常伴四肢强直性抽搐或四肢瘫痪，反射多消失。还可出现高热、血压骤降、呼吸深慢、鼾声，呼吸可转为浅快不规则、脉搏由缓慢有力变为细弱。

### 三、CT检查

可确诊，包括定性、定位、定量。

### 四、鉴别诊断

除外脑血栓形成、急性一氧化碳中毒及其他原因引起的昏迷。

## 【即刻处理】

原则：积极防治颅内压增高症及呼吸衰竭、应激性溃疡等并发症，积极对症处理。

### 一、保持气道通畅

昏迷者防止因舌后坠、呕吐等原因导致的窒息，可酌情放置口咽通气导管。

### 二、降低颅内压

是脑出血急性期最关键的治疗。如出现剧烈头痛、呕吐及球结膜水肿或昏迷者，均应积极采取降低颅内高压的措施，可选用甘露醇、呋塞米（速尿）等药物。

### 三、降低过高的血压

脑出血急性期往往血压增高,这是对颅内压增高症的一种代偿性保护反应,应避免采取强烈或过快的降压措施,以防加重脑出血或导致继发性脑缺血。通过降低颅内压,也可使血压逐渐下降。如果血压过高,则需选用比较缓和的降压药物,使收缩压维持在比平日血压高出 10~20mmHg 的水平。可选用 10%~25% 硫酸镁 10ml 深部肌内注射,也可选用利血平 1mg 肌内注射。如果血压过低,应及时查明原因,进行相应处理,必要时可应用升压药物。

### 四、止血药物的应用

目前虽有争议,习惯上仍应用,尤其并发应激性上消化道出血时,可选用氨甲苯酸、6- 氨基己酸、酚磺乙胺、卡巴克络等药物。但本类药物须在 CT 检查确诊后方可应用。

### 五、制止抽搐

伴有抽搐者,除积极采取降低颅内高压措施外,紧急时也可选用地西泮(安定)10mg 肌内注射或缓慢静脉注射,但呼吸抑制者禁用。

### 六、积极防治并发症

积极防治呼吸衰竭、应激性溃疡、肺部感染等。

### 七、手术治疗

如有手术适应证者,应尽早开颅清除血肿,解除脑组织受压。

## 【转运条件】

1. 尽量采取必要措施,保证生命体征平稳。
2. 患者取平卧位,避免头部震动。
3. 确保气道通畅,防止舌后坠或呕吐引起窒息。
4. 保持静脉通道通畅。
5. 吸氧。
6. 必要时心电监护。
7. 迅速送往有 CT 检查设备的医院。
8. 途中严密监控患者的意识、瞳孔、呼吸、心率、血压等病情变化。

# 第二节　蛛网膜下腔出血

蛛网膜下腔出血,指颅内血管破裂后,血液流入蛛网膜下腔。

## 【诊断要点】

### 一、病因

多见于青壮年,可有情绪激动、用力等诱因,部务患者有头痛史。

### 二、临床表现

突发顽固性头痛、呕吐、面色苍白,头痛局限于某部位有定位意义。多数患者有烦躁不安、一过性神志障碍。重者可有谵妄、不同程度的昏迷,少数可有癫痫样发作及精神症状。

青壮年脑膜刺激征明显,伴颈背部疼痛,老年人出血早期或深昏迷者脑膜刺激征可不明显。还可出现轻瘫、视力障碍、应激性溃疡等。

### 三、CT 检查可确诊

## 【即刻处理】

原则:绝对卧床,迅速止血,严防再度出血,防治颅内压增高症。

### 一、一般处理

1. 保持呼吸道通畅,防止呕吐引起窒息。

2. 头痛、烦躁者　可选用布桂嗪(强痛定)0.1g 肌内注射,地西泮(安定)10mg 肌内注射或苯巴比妥钠 0.1g 肌内注射。

### 二、防治颅内压增高症

可选用甘露醇、呋塞米(速尿)等药物。

### 三、止血药物的应用

1. 6- 氨基己酸　初始量 4~6g 加入 5% 葡萄糖溶液 100ml 中静脉滴注,15~30 分钟滴完,维持量 1g/h,维持时间依病情而定,每日量不大于 20g。

2. 氨甲苯酸　0.3g 加入 5% 葡萄糖溶液 500ml 中静脉滴注,每日用量不大于 0.6g。

3. 酚磺乙胺　0.5g 肌内注射或 0.5g 加入 25% 葡萄糖溶液 40ml 中静脉注射,或 1g 加入 5% 葡萄糖溶液 500ml 中静脉滴注。

4. 卡巴克洛　10mg 肌内注射。

5. 维生素 K　10mg 肌内注射。

## 四、手术治疗

有手术指征者可考虑手术治疗。

## 【转运条件】

1. 进行必要的处理，尽量保证生命体征平稳。
2. 患者取平卧位，避免或减少震动。
3. 确保气道通畅，防止呕吐导致窒息。
4. 保持静脉通道通畅。
5. 吸氧。
6. 心电监护。
7. 迅速送往有 CT 检查设备的医院。
8. 途中严密监控患者的意识、呼吸、心率、血压等病情变化。

# 第三节　脑血栓形成

脑血栓形成，指在脑动脉硬化的基础上，当血流缓慢、血液成分改变或血液黏稠度增加等情况，脑动脉内形成血栓，使血管闭塞，导致相应的脑组织缺血、坏死。本病是中、老年人常见急症。

## 【诊断要点】

### 一、病因

多见于长期脑动脉硬化或有反复短暂性脑缺血发作

（TIA）史的中、老年人，还可见于有高血压、糖尿病、冠心病等病史者。

## 二、临床表现

多在睡眠或安静时发病，并逐渐加重，多于 3 天内达到高峰。其表现与血管闭塞的部位、程度及侧支循环的好坏有关。可表现为头痛、恶心呕吐、偏瘫、失语等，多不昏迷。有时与脑出血等病在临床表现上难以鉴别。

## 三、CT 检查

可定性、定位、定范围。早期检查可排除脑出血，多数患者发病 24 小时后，显示病灶部位密度降低，故应于 24~48 小时复查。

## 四、鉴别诊断

除外脑出血等病。

## 【即刻处理】

原则：防治颅内压增高症，改善脑部微循环，争取尽早溶栓治疗。

## 一、一般处理

1. 保持安静，意识障碍者应卧床。

2. 保持呼吸道通畅，呕吐者应将头部偏向一侧，以防引起窒息。

3. 吸氧。

## 二、防治颅内压增高症

如发生头痛、呕吐或意识障碍者,应采取降低颅内压的措施。脱水药及利尿药用量不可过大,否则血容量减少,反而加重脑缺血、缺氧。

## 三、改善脑部微循环

必须在确诊后,方可选用低分子右旋糖酐、6% 羟乙基淀粉(706 代血浆)、曲克芦丁(维脑路通)、罂粟碱、川芎嗪、桂利嗪(脑益嗪)等药物。

## 四、溶栓治疗

原则是早期、大剂量、短程治疗。必须在确诊后,且无出血性疾病等禁忌证,方可进行溶栓治疗。

## 五、取栓治疗

是一项安全有效的新技术,采用介入治疗微创方法将取栓支架通过导管放置在血栓部位,数分钟后支架与血栓结合在一起,直接抓住堵塞血管的血栓,将血栓从脑血管中拉出来,使得闭塞的血管再通。取栓治疗平均再通率 80%~90%。应在发病后尽快将患者送往能够开展这项新技术的医院,越早效果越好,每提前 30 分钟,就可使严重残疾及死亡率降低 10%。取栓前必须进行 CT、MRA 检查、确诊后方能根据病情决定是否可以取栓,绝大多数需在 6~8 小时进行。

## 【转运条件】

1. 进行必要的治疗,尽量保证生命体征平稳。

2. 取平卧位。

3. 确保气道通畅,防止呕吐导致窒息。

4. 吸氧。

5. 保持静脉通道。

6. 必要时心电监护。

7. 迅速送往有 CT 检查设备、有溶栓或取栓条件的医院。

8. 途中严密监控患者的意识、瞳孔、呼吸、血压等病情变化。

# 第四节 脑 栓 塞

脑栓塞,指脑外部位的栓子或外界异物经血流进入脑动脉,造成阻塞引起相应的脑组织缺血、坏死,绝大多数栓子来自心脏。

## 【诊断要点】

### 一、病因

多有各种心脏病史,如心肌梗死、亚急性感染性心内膜炎等,尤其风湿性心脏病伴心房纤颤者最多见。还可见于肺部感染、肺癌、骨折、下肢静脉血栓形成、气胸、气腹等。多见于中、青年人。

### 二、临床表现

发病急骤,多无先兆。突然偏瘫,偏身感觉障碍、偏盲、失语、抽搐,多无昏迷。重者可出现昏迷、颅内压增高及脑疝形成,还可伴有其他部位栓塞表现。另外,有原发病表现,如心房纤颤等。

### 三、CT 检查可确诊

### 四、鉴别诊断

除外脑出血等。

## 【即刻处理】

原则：防治颅内高压症及其他并发症，改善脑部微循环，治疗原发病。

### 一、一般处理

1. 患者取左侧卧位，保持安静。
2. 确保呼吸道通畅。
3. 吸氧。

### 二、防治颅内高压症

如发生颅内高压症的表现，应采取降低颅内高压症的措施。

### 三、改善脑部微循环

必须在确诊后方可选用低分子右旋糖酐、6% 羟乙基淀粉、曲克芦丁、罂粟碱、川芎嗪、桂利嗪等药物。

### 四、抗凝治疗

必须在确诊后方可进行。由于风湿性心脏病二尖瓣病变等心源性脑栓塞的充血性梗死区极易出血，故应慎用抗凝疗法，要待急性期（5~7 天）过后，再应用抗凝疗法为宜。

## 五、积极治疗原发病及并发症

如心房纤颤伴快速心室率可选用毛花苷 C（西地兰）0.4mg 稀释后静脉注射。2 周内应用过洋地黄制剂，或急性心肌梗死于 24 小时内者慎用。

## 【转运条件】

1. 进行必要的治疗，尽量保证生命体征平稳。
2. 患者取左侧卧位。
3. 确保气道通畅。
4. 吸氧。
5. 保持静脉通道通畅。
6. 持续心电监护。
7. 迅速送往有 CT 检查设备的医院。
8. 途中严密监控患者的意识、瞳孔、呼吸、血压等病情变化。

# 第二十一章 癫痫持续状态

癫痫持续状态，指大脑细胞反复异常放电，致使暂时性中枢神经系统功能紊乱，每次癫痫大发作持续 30 分钟以上或 2 次发作间歇期神志不恢复者。病死率可达 10%~23%。

## 【诊断要点】

### 一、病因

原发性癫痫可有癫痫发作史或家族史，继发性癫痫可有颅内感染、脑内寄生虫、脑肿瘤、脑血管病、脑外伤等病史。可有抗癫痫药物突然减量或停用等诱因。

### 二、临床表现

突然意识丧失，跌倒在地，全身强直性抽搐，头向后仰，上肢屈曲或伸直，握拳、拇指内收，下肢伸直、足内翻。同时，发绀、口吐白沫、眼球固定、瞳孔散大、心率增快、血压增高，并可伴尿失禁及舌咬伤。发作连续不断，间歇期也不清醒。当大发作持续时间超过 20 分钟，则可发生脑水肿。

### 三、鉴别诊断

除外癔症性抽搐等。

## 四、可做 CT、脑电图等检查

## 【即刻处理】

原则:立即终止发作,防治并发症。

### 一、一般处理

1. 立即松解衣领、裤带,保持呼吸道通畅。避免摔伤、碰伤。不可向口腔内、上下齿间塞入东西,以防损伤牙齿或导致窒息。

2. 吸氧。

### 二、立即终止发作

应用药物首次剂量必须是最大有效量,力争一次终止发作。因少量多次给药效果差,且易蓄积中毒。可选用下列药物。

1. 地西泮(安定) 10~20mg 缓慢静脉注射,可即刻起效,发作终止后立即停止推药,可维持 30~60 分钟。无效时可于 20 分钟后重复应用,总量不超过 60mg。本药一般作为首选,但可抑制呼吸。

2. 氯硝西泮(氯硝安定) 1~2mg 缓慢静脉注射,发作终止后立即停止推药。

3. 苯巴比妥钠 0.1~0.2g 肌内注射。本药作用时间长,可与短时作用的地西泮联合应用。

4. 苯妥英钠 0.25~0.50g 缓慢静脉注射。必须严密监控心率、心律、血压等,最好在心电监护下应用,发作终止后立即停止推药。高龄、房室传导阻滞、血压降低、心肌缺血、糖尿病等慎用。

5. 异戊巴比妥钠　0.5~1.0g 稀释后缓慢静脉注射，发作终止后立即停止推药，高龄者慎用。

6. 经上述治疗无效者，可选用以下方法。

（1）人工冬眠：氯丙嗪 25~50mg、异丙嗪 25mg、哌替啶 50mg 加入 25% 葡萄糖溶液 20~40ml 中缓慢静脉注射，但高龄、呼吸抑制、血压降低者禁用。

（2）全身麻醉。

### 三、积极防治脑水肿、呼吸衰竭，以及水、电解质与酸碱平衡紊乱等

### 四、继发性癫痫，应积极治疗原发病

## 【转运条件】

1. 发作终止，尽量采取必要措施，保证生命体征平稳。
2. 取平卧位或半卧位。
3. 确保气道通畅。
4. 吸氧。
5. 保持静脉通道通畅。
6. 必要时心电监护。
7. 途中严密监控患者的意识、呼吸、心率、血压及抽搐等病情变化。

# 第二十二章 糖尿病急症

## 第一节　糖尿病酮症酸中毒

糖尿病酮症酸中毒,指糖尿病患者在糖代谢紊乱加重时,血清中胰岛素更加减少,有机酸和酮体过度蓄积而导致的代谢性酸中毒。多发生于1型糖尿病患者。

【诊断要点】

### 一、病因与诱因

有糖尿病史及胰岛素等降糖药物突然减量或停用,以及感染、创伤、胃肠功能紊乱、过度劳累、精神刺激等病史或诱因。

### 二、临床表现

原有的糖尿病症状加重,食欲减退、恶心呕吐、极度口渴、尿量剧增,常伴头痛、嗜睡、烦躁、声嘶、脉搏细速、血压下降、四肢厥冷,以及各种反射迟钝或消失,终至昏迷,少数可伴腹痛。

### 三、血糖

血糖 > 16.7mmol/L, 血酮体可 > 4.8mmol/L, 血 pH < 7.35,

血清钾、钠、氯等均降低。

## 四、鉴别诊断

除外低血糖昏迷、乳酸性酸中毒、非酮症高渗性昏迷、急腹症,以及其他原因导致的昏迷。

## 【即刻处理】

原则:纠正脱水,降低血糖,消除酮症酸中毒,去除诱因。

### 一、一般处理

1. 去除诱因。

2. 意识清楚,又极度口渴者,可尽量饮水。并记录饮水量、进食量及呕吐量、尿量等液体出入量。

3. 意识不清者,应保持呼吸道通畅,可将头部偏向一侧,以防呕吐引起窒息。

### 二、迅速补液

患者常有严重脱水,失水量可达体重的 10% 以上,使得微循环灌注不良,并使胰岛素不能有效地发挥生物效应。一般补等渗盐水,如果血钠过高导致血浆渗透压增高时,可选用低渗葡萄糖溶液或低渗盐水。在治疗过程中,应避免血糖或渗透压下降过快而发生脑水肿。开始 1~6 小时补液量,按 30ml/kg 计算;6~12 小时按 15ml/kg 计算;24 小时总量为 4 000~5 000ml,对严重脱水者,总补液量可多至 6 000~8 000ml。当血糖降至 13.9mmol/L 时,可给予 5% 葡萄糖溶液,防止发生低血糖反应。

## 四、胰岛素的使用

目前国内外广泛采用小剂量胰岛素治疗，一般首次以 10~20U 静脉注射，以后 0.1U/（kg·h），一般 4~8U/h 静脉滴注，使血糖下降 4.2~5.6mmol/h。当血糖降至 13.9mmol/L 时，可改用 5% 葡萄糖溶液，并逐渐减少胰岛素用量，如酮体消失，可改为皮下注射胰岛素，如果血糖下降不明显，胰岛素用量可加倍。

## 五、纠正酸中毒

一般酮症酸中毒经补液及应用胰岛素后即可纠正，不必补碱。当血 pH 低于 7.1 时，应给予碳酸氢钠 50mmol/L（相当于 5% 碳酸氢钠 84ml），用蒸馏水稀释成 1.25% 的等渗液静脉滴注。当血 pH 高于 7.1 且无明显酸中毒大呼吸时，可暂停补碱。

## 六、纠正低钾血症

患者体内总缺钾量一般可达 300~1 000mmol。治疗前血钾可正常或增高，不能真实反映体内缺钾程度，治疗后 4~6 小时血钾明显下降。如治疗前血钾水平已经低于正常，开始即应补钾，前 2~4 小时补氯化钾 1.0~1.5g；如治疗前血钾正常，尿量 40ml/h 以上，可在补液与胰岛素治疗的同时即开始补钾，如尿量少于 30ml/h，则暂不补钾。应注意监测血钾、尿量及心电图。

## 七、积极防治并发症

积极防治心律失常、心力衰竭、休克、脑水肿、感染、肾衰竭等。

## 【转运条件】

1. 尽量采取必要措施，保证生命体征平稳。
2. 患者可取平卧位。
3. 确保气道通畅。
4. 必要时吸氧。
5. 保持静脉通道通畅。
6. 必要时心电监护。
7. 途中严密监控患者的意识、呼吸、心率、血压及周围循环等病情变化。

# 第二节　高渗性非酮症性糖尿病昏迷

高渗性非酮症性糖尿病昏迷，指糖尿病代谢紊乱加重，导致严重的高血糖、血浆高渗状态，以及低血容量和细胞内脱水，伴神志障碍，是糖尿病急性代谢紊乱的一种严重类型，如不及时抢救，可危及生命。

## 【诊断要点】

### 一、病因与诱因

常发生于成年发病的轻型或隐性糖尿病患者，尤多见于老年人，半数以上患者无明显糖尿病史。常有感染、急性胃肠炎、胰腺炎、脑血管病、严重肝肾疾患、血液透析或腹膜透析，以及应用激素、免疫抑制剂、利尿剂等药物或大量摄入糖类等病史或诱因。

## 二、临床表现

临床表现有 4 大特征。

1. 严重高血糖　血糖多超过 33.6mmol/L,甚至高达 67.2mmol/L 以上。

2. 血浆渗透压增高伴严重脱水或休克　如不能直接测定血浆渗透压,可按下列公式计算:血浆渗透压(mmol/L)= 2 × [ 钠(mmol/L)+ 钾(mmol/L)+ 葡萄糖(mmol/L)+ 尿素氮(mmol/L)]。正常值为 280~300mmol/L, > 320mmol/L 即为明显高渗状态。

3. 缺乏明显酮症,血酮多正常。

4. 神经系统常呈进行性意识障碍　可表现为嗜睡、反应迟钝、定向障碍,以致昏迷;肢体活动不利,反射亢进或消失,病理征阳性、癫痫大发作,幻觉等,也可出现颈项强直等。

## 三、鉴别诊断

除外其他原因的昏迷。

## 【即刻处理】

原则:迅速纠正脱水,降低血浆渗透压与血糖,纠正电解质紊乱,积极防治并发症及去除诱因。

## 一、一般处理

1. 去除诱因。

2. 意识不清的患者,应将头部偏向一侧,以免呕吐造成窒息。

## 二、纠正脱水

1. 迅速大量补液　一般脱水均较严重，可达体重的 10% 以上，故要求补液量为 100ml/kg。一般 24 小时补液总量为 4 000~8 000ml，严重者应补 8 000~12 000ml。最初 2~3 小时应快速补液，极严重者每小时可达 1 000ml 以上，脱水初步纠正后，应减慢补液速度。为及时纠正低血容量性休克，补液总量的 1/3~1/2 应于 4 小时内补完，其余应于 8~12 小时补完。在补液过程中，应及时测定中心静脉压及血细胞比容等，以便使补液量更趋合理。

2. 补充低渗溶液　血浆高渗状态是导致昏迷、死亡的主要原因，故应补充低渗溶液，以纠正高血钠及高血糖造成的血浆高渗状态。应选用 0.45% 氯化钠溶液、2.5% 或 3% 葡萄糖溶液。当血浆渗透压降至 330mmol/L 以下时，则应改用 0.9% 氯化钠溶液；当血糖降至 13.9mmol/L 以下时，应改用 5% 或 10% 葡萄糖溶液。勿使血浆渗透压过度降低，以免发生溶血及水分进入细胞内导致脑水肿，或由于血浆低渗状态不能保持血容量而导致低血容量性休克。故对糖尿病昏迷的患者，在未确定血浆呈高渗状态时，不应盲目使用低渗溶液。在发生低血容量性休克时，应先补充等渗盐水，待血压回升后再改用低渗溶液。另外，如有低钠血症时，仍应积极补液，而不可用高渗盐水治疗，当血糖降低后自身会调整。

## 三、胰岛素的应用

首次 10~20U 静脉注射，以后 4~5U/h 肌内注射，血糖降至 14~16.8mmol/L 时，则应减少胰岛素用量。应用胰岛素过程中,应严密监控血糖变化。

### 四、纠正低钾血症

本病初期可因钾的摄入减少、排出增多而使体内缺钾。但因严重脱水、血液浓缩及不同程度的酸性代谢产物增多,血钾不至于过低。在补液及应用胰岛素后,钾离子向细胞内转移,血钾又可降低,故应根据具体情况全面考虑补钾。如血钾降低,可应用 10% 氯化钾 10~15ml,加入 5% 葡萄糖溶液 500~1 000ml 中静脉滴注。少数患者因尿量增多而排镁增多,发生低镁血症,可出现手足搐搦症。应用 10%~25% 硫酸镁 10~20ml 加入 5% 葡萄糖溶液 500ml 中静脉滴注。

### 五、积极防治并发症

积极防治酸中毒、休克、感染、心力衰竭、肾衰竭及脑水肿等。

## 【转运条件】

1. 尽量采取必要措施,保证生命体征平稳。
2. 患者可取平卧位。
3. 确保气道通畅。
4. 必要时吸氧。
5. 保持静脉通道通畅。
6. 必要时心电监护。
7. 途中严密监控患者的意识、呼吸、心率、血压及周围循环等病情变化。

# 第三节　低血糖症

低血糖症是指血糖浓度< 2.8mmol/L 时的一种临床状态，病因复杂多样，严重时可发生低血糖昏迷，甚至死亡，是院前急救工作中十分常见的急症。

## 【诊断要点】

1. 病因与诱因　多见于糖尿病患者在药物治疗过程中发生血糖过低的现象。

2. 临床表现　通常出现心慌、头晕、饥饿、无力、手足发抖、出汗、心率增快等，还可出现精神不集中、思维和语言迟钝、焦虑、行为异常、一过性黑矇、肌肉震颤、运动障碍、抽搐、瘫痪、肌张力下降、腱反射减弱、病理征阳性、逐渐昏迷。

3. 血糖　无糖尿病者血糖< 2.8mmol/L，有糖尿病者血糖≤ 3.9mmol/L。凡昏迷者均应检查血糖。

4. 低血糖的病因诊断很关键，但因院前条件的限制，有时不易作出病因诊断。

5. 鉴别诊断　除外其他原因的昏迷。

## 【即刻处理】

原则：把血糖纠正到正常范围。

### 一、提高血糖浓度

1. 意识清楚的患者，立即给予糖水饮用或含糖食品。

2. 意识不清或不能口服的患者，立即给予 50% 葡萄糖溶液 40~50ml 静脉滴注，继以 5%~10% 葡萄糖溶液静脉滴注，直至血糖浓度达到正常范围。

3. 经补充葡萄糖后，意识恢复较慢，可用氢化可的松100mg静脉注射，还可加用高血糖素0.5~1.0mg肌内注射。

## 二、病因治疗

## 【转运条件】

1. 补充葡萄糖，血糖浓度达到正常范围，患者意识清楚。

2. 患者取平卧位、半卧位均可。

3. 确保气道通畅。

4. 必要时保持静脉通道。

5. 途中严密监控患者意识、呼吸、心率、血压等病情变化。

# 第二十三章 甲状腺功能亢进危象

甲状腺功能亢进危象简称甲亢危象,指在血中甲状腺激素水平增高(即甲亢)的基础上,突然进一步增高,使病情严重发展,是内分泌系统中最常见的急症。

## 【诊断要点】

### 一、病因与诱因

有甲亢病史,并有感染、精神创伤、过度疲劳、外科手术或突然停用抗甲亢药物等诱因。

### 二、临床表现

以女性及中、老年人多见。甲亢症状急剧加重,高热,体温超过 39℃,持续不退,伴大汗,之后无汗、皮肤干燥;心悸、气短加重,心率达 120 次/min 以上,甚至达到 200 次/min,可出现期前收缩(早搏)、心房纤颤、心房扑动等心律失常及心力衰竭,血压增高,后期下降;食欲锐减、恶心呕吐、腹泻、黄疸、肝大、肝功能异常;多有紧张、恐惧、烦躁、震颤加重、谵妄、昏迷。

## 三、血中三碘甲状腺原氨酸($T_3$)、甲状腺素($T_4$)增高

### 【即刻处理】

原则:迅速降低血中甲状腺素水平,积极防治并发症及去除诱因。

#### 一、一般处理

1. 去除诱因。

2. 物理降温　在头部、颈部、腋下及腹股沟处放置冰袋,或30%酒精擦浴。禁用药物降温。

3. 焦虑、紧张、烦躁者,可口服地西泮(安定)2.5~5.0mg。

4. 呼吸困难、心力衰竭者,可取半卧位,并给予吸氧。

5. 意识不清者,将头部偏向一侧,以免舌后坠或呕吐引起窒息。

#### 二、迅速降低甲状腺激素水平

(一)抑制甲状腺素的合成　首选丙硫氧嘧啶,首次600mg,之后每次200mg,3次/d,口服或经胃管注入。本药可抑制甲状腺激素的合成,并可抑制周围组织中的5-脱碘酶,降低$T_4$转换成$T_3$。亦可选用甲硫氧嘧啶(用量、用法与丙硫氧嘧啶相同),还可选用甲巯咪唑(他巴唑)或卡比马唑(甲亢平),均为首次60mg,之后每次20mg,3次/d,口服或经胃管注入。

(二)阻止甲状腺激素的释放　一般在应用抑制甲状腺激素合成的药物1小时后,再用无机碘剂。可选用复方碘溶液(卢戈液)首次30~60滴,之后30滴/次,每6~8小时1次,

稀释后口服或经胃管注入。也可选用碘化钠 250mg，每 6 小时 1 次口服，也可选用碘化钠 1g 加入 5% 葡萄糖溶液 500ml 中静脉滴注。本类药物可抑制甲状腺内蛋白水解酶，阻止甲状腺激素释放入血。

（三）降低血中甲状腺激素的浓度　如患者血中甲状腺激素浓度极高，应用抗甲状腺药物及碘剂不能立即生效，可选用下列方法迅速降低血中甲状腺激素的浓度。

1. 血浆去除法　取患者血 300~600ml 快速离心后，将分离的红细胞加入乳酸盐林格液中，于 3 小时静脉滴注完，每 6~8 小时 1 次，可使血中甲状腺激素水平明显降低、甲亢危象迅速缓解。

2. 换血疗法　抽取患者血液 300~500ml 后，输入同型等量血液，每天 2~3 次。

3. 透析疗法。

## 三、降低周围组织对甲状腺激素和儿茶酚胺的反应

普萘洛尔 1mg 稀释后缓慢静脉注射，多在用药后数小时心率减慢，神志及体温也可恢复正常，但对心力衰竭者禁用。亦可选用利血平 1mg 肌内注射，每 6 小时 1 次。

## 四、肾上腺糖皮质激素

氢化可的松 200mg 加入 5% 葡萄糖溶液 500ml 中静脉滴注，连用 3 天。也可选用甲泼尼龙。还可选用地塞米松 10mg 静脉注射。本类药物可抗休克、降温，并具有抑制血中促甲状腺激素受体抗体兴奋甲状腺的作用。

## 五、纠正水、电解质及酸碱平衡紊乱

## 六、降温

应采用物理降温方法，如应用冰袋、酒精擦浴等。也可考虑人工冬眠，以哌替啶50~100mg、异丙嗪25~50mg、氯丙嗪25~50mg、利血平1mg加入5%葡萄糖溶液500ml中静脉滴注。禁用水杨酸类退热药物。

## 七、抽搐、烦躁者

可选用地西泮10mg肌内注射或静脉注射，也可选用苯巴比妥钠0.1~0.2g肌内注射。

## 八、供给足够的热量、多种维生素、蛋白质等营养物质

## 九、防治并发症

积极防治休克、感染、心力衰竭等。

## 【转运条件】

1. 尽量采取必要措施，保证生命体征平稳。
2. 患者可取平卧位。
3. 确保气道通畅。
4. 必要时吸氧。
5. 保持静脉通道通畅。
6. 必要时心电监护。
7. 途中严密监控患者的意识、呼吸、心率、血压及周围循环等病情变化。

# 第二十四章

# 急性中毒的诊断思路与处理通则

急性中毒，指毒物在短时间内通过消化道、呼吸道或皮肤、黏膜大量进入人体后，迅速发生损害的全身性疾病。急性中毒发病急骤，病情危重，变化迅速，如不及时抢救，则可危及生命。

## 【诊断思路】

### 一、有毒物接触史及临床表现

有明确毒物接触史，并具有典型临床表现者，诊断并不困难。同时，应掌握所接触毒物的名称、途径、剂量、时间等情况。

### 二、无明确毒物接触史及典型临床表现

无明确毒物接触史，现场又无残留毒物或药瓶等，也无典型临床表现者，则诊断十分困难。但应注意以下几点。

1. 尤其对于以突然发生的呕吐、发绀、呼吸困难、惊厥、昏迷、休克等为主要表现，而又无法用其他原因解释的急症，均应考虑有急性中毒的可能性。

2. 对于原因不明的昏迷、休克等患者，除高度警惕急性中毒外，不要漏诊急性脑血管病、糖尿病昏迷、暴发性急性感

染（尤其是累及中枢神经系统的急性感染）、中暑等急症。

3. 有无误服毒物、自杀、他杀等可能,注意追问发病前的心理素质、情绪变化、有无遗书等。

4. 患者身边残留的毒物、药瓶、呕吐物、分泌物、尿液、粪便等,均应采集、保留,以便进行快速毒物鉴定。

## 【处理通则】

根据毒物的种类、名称,进入人体的途径、剂量、时间、临床表现,以及毒物鉴定结果等迅速进行相应的抢救,切不可因未能明确诊断而延误抢救。

### 一、彻底清除毒物

1. 毒物由呼吸道吸入者,立即将其撤离中毒现场,转移至空气新鲜流通处或上风口。同时,抢救者应采取有效的自我安全防护措施,以免发生不必要的危险。

2. 清除沾染在皮肤、黏膜及毛发上的毒物,立即脱去衣服等,用大量接近体温的清水彻底清洗接触毒物的皮肤、黏膜及毛发等。

3. 清除进入眼内的毒物,用大量清水彻底冲洗眼内。

4. 清除胃肠道内毒物越早越好,这对于抢救起着重要的作用。

（1）催吐:用于意识清楚且合作者。

（2）洗胃:对意识清楚且合作者,可采用口服洗胃方法;对意识不清或不合作者,可插入胃管采用洗胃器或电动洗胃机洗胃。

（3）导泻:洗胃后,口服或向胃内注入硫酸镁 15g（用温水溶解后）。肾功能不全或昏迷者禁用。

## 二、促进毒物排泄

1. 利尿 静脉滴注葡萄糖溶液等,以增加尿量;应用呋塞米等利尿剂,促进毒物通过尿液排出。

2. 吸氧。

3. 人工透析。

4. 血液灌流。

## 三、特效解毒剂

凡诊断明确且有特效解毒剂者,必须尽早应用。

## 四、对症处理

有些急性中毒并无特效解毒剂或诊断未能明确,对症处理则愈显重要,目的在于保护重要脏器,使其恢复功能。比如昏迷、脑水肿、肺水肿、呼吸衰竭、心律失常、心力衰竭、休克、肝功能衰竭、肾功能衰竭,以及水、电解质与酸碱平衡紊乱等,均应积极抢救,往往可使患者渡过险关,从而获救。

## 【转运条件】

1. 必须采取终止毒物吸收的有效措施。

2. 诊断明确、且有特效解毒剂者,必须迅速应用。

3. 尽量采取必须措施,保证生命体征平稳。

4. 保持呼吸道通畅。

5. 必要时吸氧。

6. 保持静脉通道通畅。

7. 必要时心电监护。

8. 采集、携带送检标本,以便进行毒物分析、明确诊断。

9. 迅速将患者就近送往有条件的医院。

10. 途中严密监控患者的生命体征及其他方面病情的变化。

# 第二十五章 急性中毒各论

## 第一节 急性一氧化碳中毒

急性一氧化碳中毒亦称煤气中毒,指人体吸入过量的一氧化碳,并与血红蛋白结合成碳氧血红蛋白,从而使血红蛋白失去携氧能力,造成组织缺氧,甚至死亡。

【诊断要点】

### 一、病因

有急性一氧化碳中毒的环境条件及一氧化碳接触史。生活中最常见于因煤气热水器安装或使用不当,以及冬季烧煤取暖忽视安全等造成急性一氧化碳中毒。

### 二、临床表现

1. 轻度中毒　可出现头晕、头痛、恶心、呕吐、心悸、乏力、嗜睡等。如能及时脱离中毒环境,吸入新鲜空气,症状可迅速缓解。血中碳氧血红蛋白(HbCO)浓度可超过10%。

2. 中度中毒　除上述表现外,面色潮红,口唇呈樱红色,脉搏增快,昏迷,瞳孔对光反射、角膜反射及腱反射迟钝,呼吸、血压可发生改变。如能及时抢救,亦可恢复。血中碳氧血红蛋白浓度超过 30%。

3. 重度中毒　除上述表现外，出现深昏迷，各种反射减弱或消失，肌张力增高，大小便失禁。可发生脑水肿、肺水肿、休克、应激性溃疡、脑局灶性损害，受压部位可出现类似烫伤的红肿、水疱，甚至坏死。

### 三、碳氧血红蛋白简易定性

取患者 1 滴末梢血加入蒸馏水至微红色，与稀释程度相同的正常人末梢血相对照，正常者为黄色，患者为微红色。此法适用于现场诊断。

### 四、鉴别诊断

除外急性脑血管病等原因导致的昏迷。

## 【即刻处理】

原则：迅速脱离中毒环境，促使碳氧血红蛋白迅速解离，纠正缺氧，防治并发症。

### 一、一般处理

1. 立即打开门窗通风，迅速将患者转移至空气新鲜流通处，并注意保暖。
2. 确保气道通畅，意识不清者应将头部偏向一侧，以防呕吐物吸入气道引起窒息。
3. 吸高浓度氧。
4. 昏迷或抽搐者，可头置冰袋。

### 二、促进脑细胞功能恢复

可选用三磷酸腺苷 20mg、辅酶 A 50U、细胞色素 C 30mg

（皮试后）加入 5% 葡萄糖溶液 500ml 中静脉滴注。

### 三、积极防治并发症

积极防治脑水肿、肺水肿、呼吸衰竭、休克、应激性溃疡，以及水、电解质与酸碱平衡紊乱等。

### 四、迅速送往医院

到医院内进行高压氧治疗，此法是促进碳氧血红蛋白迅速解离最有效的方法，可挽救生命并防止或减少严重并发症及后遗症的发生。

## 【转运条件】

1. 尽量采取必要措施，保证生命体征平稳。
2. 患者取平卧位或侧卧位。
3. 确保气道通畅，防止呕吐引起窒息。
4. 吸入高浓度氧。
5. 必要时保持静脉通道。
6. 必要时心电监护。
7. 迅速送往有高压氧治疗条件的医院。
8. 途中严密监控患者的意识、呼吸、心率、血压等方面的病情变化。

# 第二节　急性氰化物中毒

急性氰化物中毒，指氰化物进入人体后，氰离子迅速与氧化型细胞色素氧化酶的 $Fe^{3+}$ 结合，形成氰化高铁型细胞色素氧化酶，从而抑制细胞色素氧化酶的活性，使组织不能利用氧，因此发生"细胞内窒息"，可迅即死亡。

## 【诊断要点】

### 一、病因

有氰化钾、氰化钠、氰化铵、亚铁氰化钾、氯化氰、硫氰酸、溴化氰、碘化氰、氰化氢、氰氢酸腈类、苦杏仁、桃仁、枇杷仁、樱桃仁、木薯等氰化物口服或吸入史。

### 二、临床表现

吞服氰化物或吸入氰氢酸后,可在 3~10 分钟内致死。一般在中毒后大叫一声,全身痉挛倒地,四肢厥冷,冷汗淋漓,呼出气体有苦杏仁味,迅即死亡。如剂量较小,未迅即死亡者,中毒表现可分以下 4 期。

（一）**前驱期**　吸入中毒者,眼、鼻、咽喉及上呼吸道出现逐渐加重的刺激症状,继而头痛、头晕、恶心、呕吐等;口服中毒者,口腔、咽部有麻木、烧灼感,并流涎、恶心、呕吐,还伴有逐渐加重的头痛、头晕、耳鸣、胸闷、全身无力、便意、震颤等。

（二）**呼吸困难期**　呼吸困难、胸部压迫感、心率增快、心律失常(如传导阻滞等)、血压增高、瞳孔逐渐散大、眼球突出、有恐怖感、听力及视力减退、神志逐渐模糊,有时出现痉挛,皮肤、黏膜呈鲜红色。

（三）**痉挛期**　出现强直性或阵发性惊厥、甚至角弓反张、牙关紧闭、大小便失禁、大汗淋漓、呼吸表浅、神志丧失、皮肤和黏膜呈鲜红色。

（四）**麻痹期**　全身肌肉松弛、神志完全丧失、感觉及反射消失、血压下降、呼吸表浅缓慢,甚至呼吸、心搏骤停。

### 三、血、尿、胃内容物可检出氰化物

## 【即刻处理】

原则：争分夺秒，立即应用解毒剂，同时终止毒物继续吸收。

1. 一般处理

（1）洗胃：如为口服中毒，可用大量 10% 硫代硫酸钠溶液或 1∶2 000 高锰酸钾溶液彻底洗胃。

（2）如为氰氢酸气体中毒，应立即将患者转移至空气新鲜处，但抢救者应戴好供氧防毒面具进入现场，以免中毒。

（3）将污染的衣服尽快脱掉，用 1∶2 000 高锰酸钾溶液或温水彻底冲洗沾染毒物的皮肤，然后再用 5%~10% 硫代硫酸钠溶液冲洗。

（4）保持气道通畅，以防呕吐引起窒息。

2. 解毒剂的应用

（1）立即吸入亚硝酸异戊酯（将药放在手帕内，拍碎玻璃管放在患者鼻孔处），每次吸入 15~30 秒，每 3 分钟吸入 1 支，直至开始应用亚硝酸钠为止。本药可使细胞色素氧化酶恢复活力，但作用有限，只可作为未应用亚硝酸钠前的应急措施。

（2）尽快应用 3% 亚硝酸钠 1~20ml，于 5~10 分钟静脉注射完。如血压明显下降，应减慢注射速度或暂停推药。无本药时，可选用亚甲蓝（美蓝）200mg 加入 25% 葡萄糖溶液 20ml 中静脉注射，总量可达 5~10mg/kg。

（3）亚硝酸钠注射完毕，随即用同一针头将 50% 硫代硫酸钠 20ml，加入 25% 葡萄糖溶液 20ml 中于 5~10 分钟静脉注

射完。应用上述药物仍无好转,可再次用半量静脉注射。

3. 其他药物的应用

(1)甲泼尼龙 40~80mg 静脉注射,也可选用氢化可的松 200~300mg,加入 5% 葡萄糖溶液 500ml 中静脉滴注。还可选用地塞米松 10~20mg。

(2)50% 葡萄糖溶液静脉注射。

(3)可选用大剂量维生素 C、维生素 E、维生素 $B_{12}$、谷胱甘肽、能量合剂等。

4. 积极防治并发症　积极防治呼吸衰竭、心律失常、休克、脑水肿等并发症。

5. 对呼吸、心搏停止者,应立即进行心肺脑复苏,但切忌口对口吹气,以免抢救者中毒,应予气管插管或面罩 - 球囊进行人工呼吸。同时,积极应用解毒药物,仍有可能获救。

## 【转运条件】

1. 必须应用解毒剂。

2. 已彻底洗胃及冲洗皮肤。

3. 尽采取必要措施,保证生命体征平稳。

4. 患者取平卧位。

5. 确保气道通畅。

6. 确保静脉通道通畅。

7. 持续心电监护。

8. 采集、携带呕吐物或胃内首次洗出液、残留毒物等,以备进行毒物鉴定。

9. 途中严密监控患者的意识、面色、瞳孔、呼吸、心率、心律、血压及周围循环等病情变化。

# 第三节　急性阿片类药物中毒

急性阿片类药物中毒,指阿片类生物碱,如吗啡、哌替啶、海洛因、可待因、美沙酮、乙基吗啡(狄奥宁)等摄入人体后,主要对中枢神经系统有兴奋及抑制两种作用,对大脑皮质主要为抑制作用,对延髓呼吸中枢也有强大的选择性抑制作用。

## 【诊断要点】

### 一、病因

有吸毒或该类药物过量应用史。

### 二、临床表现

本病以昏迷、针尖样瞳孔及高度呼吸抑制为 3 大特征性表现。先出现兴奋表现,如呕吐、烦躁不安、谵妄、心动过速等;随后进入抑制期,面色苍白、黏膜发绀、感觉迟钝、肌肉无力、呼吸缓慢至 8~10 次 /min、昏睡、瞳孔明显缩小呈针尖样,但对光反射可存在;进而昏迷、呼吸缓慢至 2~4 次 /min、有时呈潮式呼吸、四肢湿冷、血压下降、休克、体温下降、各种反射消失、锥体束征阳性,最后呼吸衰竭而死亡。

## 【即刻处理】

原则:立即应用特效解毒剂,积极防治呼吸衰竭、休克等。

### 一、一般处理

1. 昏迷者应保持气道通畅,取头侧位,以免舌后坠或呕吐引起窒息。

2. 口服者立即催吐、洗胃,禁用阿扑吗啡(去水吗啡)催吐。

3. 吸氧。

## 二、特效解毒剂的应用

1. 纳洛酮 0.4~1.2mg 静脉注射,必要时可于 10~180 分钟重复应用。本药是阿片受体拮抗剂,可与阿片受体特异性结合,其亲和力远比吗啡大,可阻止吗啡类物质与阿片受体结合。用药后可迅速翻转阿片碱作用,数分钟内意识转清、呼吸频率增加、瞳孔恢复原来大小,并能使血压回升。

2. 烯丙吗啡(纳洛芬) 5~10mg 静脉注射,于 2 分钟后仍未见呼吸频率增加及瞳孔散大,则可重复应用 10mg。显效后,每 15~20 分钟肌内注射 1 次,总量不超过 40mg;轻者每小时肌内注射 10mg,注射后可维持 2~3 小时。本药化学结构与吗啡相似,与吗啡竞争而与阿片受体结合。用药后可迅速解除吗啡的许多作用,如中枢抑制、呼吸抑制、体温下降、呕吐、瞳孔缩小、排尿抑制及消化道痉挛等。

## 三、呼吸兴奋剂的应用

尼可刹米、洛贝林、二甲弗林等,均可选用。几种呼吸兴奋剂联合或交替应用,比单用一种效果更好。但禁用士的宁及印防己毒素,因这 2 种药物与吗啡对脊髓兴奋有协同作用,可导致惊厥。

## 四、积极防治呼吸衰竭、休克等并发症

## 【转运条件】

1. 对昏迷、瞳孔缩小、呼吸抑制、血压下降者,必须应用

特效解毒剂。

2. 尽量采取必要措施，保证生命体征平稳。

3. 患者取平卧位。

4. 保持气道通畅。

5. 吸氧。

6. 保持静脉通道通畅。

7. 必要时心电监护。

8. 采集和携带呕吐物、残留毒物及药瓶、空安瓿、注射器等，以备进行毒物鉴定。

9. 途中严密监控患者的意识、面色、瞳孔、呼吸、心率、血压、周围循环等病情变化。

# 第四节　急性催眠及安定类药物中毒

急性催眠及安定类药物中毒，指服用此类药物过量，主要抑制中枢神经系统，并抑制呼吸及循环系统，严重者死亡，是常见的自杀形式之一。

## 【诊断要点】

### 一、病因

有过量服用催眠及安定类药物史，如苯巴比妥（鲁米那）、甲喹酮（安眠酮）、地西泮、氯丙嗪等药物。

### 二、临床表现

1. 轻度中毒　嗜睡、判断力及定向力障碍、步态不稳、言语不清，还可出现眼球震颤。

2. 中度中毒　浅昏迷、腱反射消失、呼吸浅慢,但血压仍可正常。

3. 重度中毒　深昏迷,早期可出现瞳孔缩小、肌张力增高、腱反射亢进、病理征阳性;晚期全身肌张力下降、各种反射消失、瞳孔可散大、对光反射迟钝、呼吸浅慢不规则,可发生肺水肿、脉搏细速、血压下降、休克,甚至死亡。

三、血、尿、呕吐物中均可检出此类药物

## 【即刻处理】

原则:尽快终止毒物吸收,促进排泄,保护呼吸及循环功能。

### 一、一般处理

1. 彻底洗胃后,胃内注入硫酸镁 20~30g 导泻。
2. 意识不清者应保持气道通畅。

### 二、促进毒物排泄

1. 5% 或 10% 葡萄糖溶液 3 000ml/d,静脉滴注。
2. 呋塞米(速尿)40mg 静脉注射,2~3 次 /d。
3. 5% 碳酸氢钠 250ml 静脉滴注,以碱化尿液,有利于促进毒物排泄。

### 三、昏迷或呼吸抑制者,可选用下列药物

1. 纳洛酮　0.4~1.2mg 静脉注射,2~4 小时后可重复 0.4mg 静脉注射,并继以 1.2mg 加入 5% 葡萄糖溶液 500ml 中静脉滴注。

2. 贝美格(美解眠)　50~100mg 静脉注射, 15 分钟后可重复应用。也可选用甲氯芬酯(氯酯醒)等药物。

3. 尼可刹米(可拉明)1.125g、洛贝林 9mg、二甲弗林 24mg 加入 5% 葡萄糖溶液 500ml 中静脉滴注。

4. 哌甲酯(利他林)　20~40mg 静脉注射, 30 分钟后可重复应用。

### 四、升压药物的应用

血压下降经补充血容量后仍不回升, 可选用多巴胺 100mg, 加入 5% 葡萄糖溶液 500ml 中静脉滴注, 还可选用纳洛酮等。

### 五、保护肝脏

可选用葡醛内酯 0.6g, 加入 5% 葡萄糖溶液 500ml 中静脉滴注。

### 六、积极防治并发症

积极防治脑水肿、肺部感染等并发症。

### 七、迅速到医院进行血液透析或血液灌流治疗

## 【转运条件】

1. 尽量采取必要措施, 保证生命体征平稳。
2. 患者取平卧位。
3. 保持气道通畅。
4. 吸氧。
5. 必要时心电监护。

6. 采集和携带呕吐物、尿液、药瓶及残留药物等,以备进行毒物鉴定。

7. 迅速送往有血液透析或血液灌流条件的医院。

8. 途中严密监控患者的意识、瞳孔、呼吸、心率、血压等病情变化。

# 第五节　急性乙醇中毒

急性乙醇(酒精)中毒,指人体摄入过量乙醇后,导致中枢神经系统及呼吸、循环系统功能紊乱,重者可因呼吸中枢麻痹而死亡。

## 【诊断要点】

### 一、病因

有过量饮酒史(对酒精的耐受量个体差异极大),呼气与呕吐物有浓烈的酒味。

### 二、临床表现

可分为以下 3 期。

1. 兴奋期　一般当血中乙醇浓度达 50~150mg/100ml 时,可出现面色潮红、头晕、欣快感、言语增多、粗鲁无礼、感情用事、自制力差等,有的则安然入睡。

2. 共济失调期　一般当血中乙醇浓度达到 150~250mg/100ml 时,可表现为动作笨拙、步态不稳、语无伦次且含糊不清、恶心、呕吐、脉搏洪大、心率增快、血压增高等。

3. 昏睡期　一般当血中乙醇浓度＞250mg/100ml 时,可表现为昏睡或昏迷,面色苍白,皮肤湿冷,口唇发绀,瞳孔散大或正常,呼吸缓慢而有鼾声,可大小便失禁、心率增快、血压下降等。一般当血中乙醇浓度达到 400mg/100ml,可因延髓受到抑制,出现呼吸麻痹而死亡。

### 三、积极防治并发症

急性乙醇中毒可诱发急性胃黏膜损伤或剧烈呕吐导致贲门撕裂症等,表现为急性上消化道出血。还可诱发急性胰腺炎、急性肝坏死、心绞痛、急性心肌梗死、急性脑血管病、肺炎、跌伤等。

## 【即刻处理】

原则:对于昏迷或呼吸抑制,以及严重并发症者,进行紧急处理。

1. 一般处理　主要防止患者摔伤,防止昏迷患者因呕吐导致的窒息。

2. 药物的应用

（1）兴奋期出现狂躁的患者,一般无须应用镇静剂。偶对个别患者必须应用镇静剂时,可慎用氯丙嗪 5~10mg 肌内注射,并严密监控病情变化。

（2）为加速乙醇在体内氧化过程、迅速降低乙醇在血中的浓度及缩短昏迷的时间,可选用胰岛素 10~20U、维生素 C 1~2g,加入 10% 葡萄糖溶液 500ml 中静脉滴注,还可选用维生素 $B_1$ 100mg 肌内注射及维生素 $B_6$ 100mg 肌内注射。

（3）昏迷、呼吸抑制或血压下降者,均可选用纳洛酮

0.4~1.2g 静脉注射,30 分钟后可重复静脉注射 0.4mg,并继以 1.2mg 加入 5% 葡萄糖溶液 500ml 中静脉滴注。其用量还应根据具体情况灵活掌握。

3. 积极防治并发症 积极防治呼吸衰竭、急性上消化道出血、急性胰腺炎、心绞痛、急性心肌梗死、急性脑血管病、肺炎、外伤等并发症。

4. 重度昏迷、呼吸抑制或血中乙醇浓度达到 400mg/100ml 左右时,均应在院内进行紧急血液透析。

## 【转运条件】

1. 尽量采取必要措施,保证生命体征平稳。

2. 患者取平卧位。

3. 保持呼吸道通畅,防止呕吐造成窒息。

4. 必要时吸氧。

5. 注意保暖,避免受凉。

6. 必要时保持静脉通道。

7. 必要时心电监护。

8. 途中严密监控患者的意识、面色、呼吸、心率、心律、血压等病情变化。

# 第六节 急性有机磷农药中毒

急性有机磷农药中毒,指有机磷农药经呼吸道、消化道或皮肤进入人体后,抑制胆碱酯酶活性,使其失去灭活乙酰胆碱的能力,导致乙酰胆碱大量积聚,出现一系列中毒表现。如不及时抢救,病死率极高。

## 【诊断要点】

### 一、病因

有对硫磷（1605）、内吸磷（1059）、甲拌磷（3911）、乐果、敌敌畏及敌百虫等有机磷农药接触或吞服史。患者呼出气体及呕吐物，有浓烈的有机磷农药气味。

### 二、临床表现

出现毒蕈样、烟碱样及中枢神经系统症状。临床可分为轻、中、重度中毒。

1. 轻度中毒　头痛、头晕、恶心、呕吐、出汗、胸闷、无力、视力模糊、瞳孔可缩小。血中胆碱酯酶活性为 50%~70%。

2. 中度中毒　除上述表现外，还可有肌束震颤、瞳孔缩小、轻度呼吸困难、大汗、流涎、腹痛、腹泻、言语不清、步履蹒跚、神志模糊、血压增高、体温增高。血中胆碱酯酶活性为 30%~50%。

3. 重度中毒　除上述表现外，瞳孔极度缩小并可呈针尖样、肌束震颤更加明显、呼吸困难、口鼻涌出大量分泌物、肺水肿、口唇与颜面及全身发绀、大小便失禁、昏迷、惊厥、呼吸麻痹、脑水肿等。血中胆碱酯酶活性低于 30%。

## 【即刻处理】

原则：立即终止毒物继续吸收，尽早、足量应用特效解毒剂，防治反跳及并发症。

## 一、一般处理

1. 立即彻底洗胃 超过6小时,甚至达24小时,洗出液仍可嗅到有机磷农药的气味,故即使中毒时间较长,仍应洗胃。洗胃后,用温水将硫酸镁50mg溶化后,注入胃内导泻。

2. 迅速脱掉沾染毒物的衣服、鞋袜等,并用温清水彻底冲洗皮肤、毛发等。眼内污染者,用清水至少持续冲洗10分钟。

3. 昏迷者保持气道通畅,取头侧位,以防分泌物及呕吐物引起窒息。

## 二、特效解毒剂的应用

（一）解磷注射液 可首选本药,本药是中国人民解放军军事医学科学院研制,由具有较强中枢作用和外周作用的抗胆碱能药物苯那辛以及起效快的胆碱酯酶重活化剂氯解磷定等组成的复方制剂。故对有机磷中毒时的胆碱酯酶失活所导致大量乙酰胆碱的蓄积,能竞争性地与M-胆碱能受体结合,从而对抗乙酰胆碱的作用和对失活的胆碱酯酶有重活化作用。其对抗乙酰胆碱的作用不仅可对抗毒蕈碱样作用,也可对抗烟碱样作用,还对中枢种经系统症状有较好的效果。本药起效快、维持时间长、疗效好、使用方便。本药应尽早应用,首次剂量应选择适当,用量如下。

1. 轻度中毒 1~2ml肌内注射,可不重复应用。

2. 中度中毒 首次2~4ml肌内注射或静脉注射,必要时半小时后可酌情减量重复应用,可用2ml肌内注射或静脉注射。若首次用药的同时加用氯解磷定0.5g肌内注射或静脉注射,效果更佳。

3. 重度中毒 首次4~6mg静脉注射,以后每30~60分钟可酌情重复 1 次,每次 2~4ml,直至阿托品化。若首次用药的同时加用氯解磷定 0.50~1.25g 肌内注射或静脉注射,效果更佳。

**(二)阿托品与氯解磷定联合应用**  阿托品为抗胆碱能药物,具有对抗毒蕈碱样作用,可解除平滑肌痉挛、抑制腺体分泌、防治肺水肿等,但不能恢复胆碱酯酶的活性,也不能对抗烟碱样作用。本药是抢救有机磷中毒的经典药物之一,尤其是中毒时间较长,磷酰化胆碱酯酶老化,胆碱酯酶重活化剂已不能奏效时,抗胆碱能药物则成为唯一的主要急救药物。阿托品化即应用阿托品后、瞳孔较前扩大、口干、皮肤干燥、面色潮红、肺部湿啰音消失、心率增快等,此时应减少阿托品用量。如瞳孔扩大、狂躁不安、抽搐、昏迷、尿潴留等,则提示阿托品中毒,应暂停用药,但应警惕反跳现象。另外,东莨菪碱、山莨菪碱(654-2)、樟柳碱、贝那替秦(苯那新)等,也可替代阿托品使用;氯解磷定仍是目前效果较好的胆碱酯酶重活化剂之一,肌内注射后 3~5 分钟即可起效。本药可使血中胆碱酶活性提高,促进乙酰胆碱的分解,对毒蕈样及烟碱样作用均有效果。其作用强弱与中毒后的给药时机最为相关,应尽早应用。否则,经过若干分钟至数小时后,磷酰化胆碱酯酶已老化,胆碱酯酶重活化剂也将不能使胆碱酯酶恢复活性。也有学者认为,虽然中毒时间较长,但只要胆碱酯酶活性明显降低,仍应使用本类药物。本药用量不宜过大,以免中毒,其中毒表现与有机磷农药中毒表现相似,不易鉴别,故应小心。

1. 轻度中毒

(1)阿托品 1~2mg 皮下注射或肌内注射。必要时每 1~2 小时重复 1 次。于阿托品化后,每 4~6 小时重复 1 次。

(2)氯解磷定 0.5g 肌内注射,必要时每 2~4 小时重复 1 次。

2. 中度中毒

（1）阿托品 2~5mg 静脉注射。以后每 15~30 分钟重复 1 次，1~2mg/ 次静脉注射。于阿托品化后，每 4~6 小时重复 1 次，0.5~1.0mg/ 次，皮下注射或肌内注射。

（2）氯解磷定 0.75~1g 肌内注射或静脉注射。以后酌情 2~4 小时重复 1 次，0.5g/ 次。

3. 重度中毒

（1）阿托品 10~20mg 静脉注射。以后每 10~30 分钟重复 1 次，5~10mg 静脉注射。于阿托品化后，每 2~6 小时重复 1 次，0.5~1mg/ 次，皮下注射或肌内注射。阿托品静脉注射后 1~4 分钟起效，8 分钟达到高峰。

（2）氯解磷定 1~1.5g 肌内注射或静脉注射，半小时后如无好转再静脉注射 1g。以后每 2~4 小时重复 1 次，0.5g/ 次，或 0.25~1.00g/h 静脉滴注，病情好转后再酌情减量或延长用药间隔时间或停药，总量一般不宜超过 10g。

### 三、肺水肿的处理

肺水肿主要仍然是应用抗胆碱能药物及胆碱酯酶重活化剂，积极抢救有机磷农药中毒。

### 四、积极防治并发症

积极防治脑水肿、呼吸衰竭、休克等。

## 【转运条件】

1. 必须应用特效解毒剂，且达到阿托品化。

2. 应彻底洗胃。如现场确无洗胃条件，应尽快就近送往医院洗胃。

3. 尽量采取必要措施,保证生命体征平稳。

4. 患者取平卧位。

5. 确保气道通畅,防止分泌物及呕吐物引起窒息,必要时可吸出口腔内及咽喉部分泌物。

6. 吸氧。

7. 确保静脉通道通畅。

8. 持续心电监护。

9. 采集、携带呕吐物或残留毒物,以备进行毒物鉴定。

10. 途中严密监控患者的意识、瞳孔、面色、呼吸、心率、血压及肺部啰音等病情变化。

## 第七节　急性百草枯中毒

百草枯是一种国内广泛使用的高效除草剂,对人畜具有很强的毒性。急性百草枯中毒是百草枯经消化道、皮肤与呼吸道吸收,累及全身多个器官,肺是百草枯侵犯的主要靶器官,可导致"百草枯肺",早期表现为急性肺损伤或急性呼吸窘迫综合征,晚期出现肺纤维化,死亡率极高,目前仍无特效解毒药。

### 【诊断要点】

#### 一、病因

有百草枯接触史,误服和自杀是急性百草枯中毒的主要原因。

#### 二、临床表现

急性百草枯中毒的特征是以渐进性极度呼吸困难为主要

症状,同时伴有多器官衰竭,主要死于急性呼吸衰竭与多器官衰竭。

1. 呼吸系统　肺损伤是最突出、最严重的改变,出现胸痛、发绀、呼吸困难、早期刺激性咳嗽、呼吸音减弱,可闻及干湿啰音。大量口服者 24 小时内可出现咯血、肺水肿,少数出现气胸、纵隔气肿,多在 1~3 天内因急性呼吸窘迫综合征死亡;口服量小者或经皮肤缓慢吸收者早期可无症状,3~5 天后出现胸闷、憋气、呼吸困难逐渐加重,发生肺纤维化,2~3 周呼吸困难达到高峰,多在此期间死于呼吸衰竭。

2. 消化系统　口服中毒者可出现口腔、舌、咽部烧灼感、恶心呕吐、腹痛、腹泻、呕血、便血、可出现口腔、咽部、食道与胃黏膜糜烂、溃疡,还可出现胃穿孔、肝大。

3. 中枢神经系统　头晕、头痛、肌肉痉挛、抽搐、幻觉、恐惧、昏迷。

4. 心血管系统　可出现心肌炎、心包炎表现。

5. 泌尿系统　肾区疼痛、叩痛,血尿、蛋白尿,甚至发生急性肾衰竭。

6. 皮肤、黏膜改变　皮肤、黏膜接触百草枯后可出现皮肤烧灼感,1~3 天后皮肤逐渐出现红斑、水疱、溃疡等;指甲出现白点、横断、脱落;眼角膜、结膜可发生严重炎性改变、角膜或结膜溃疡,角膜或结膜的损害还可继发虹膜炎影响视力。

## 三、急性百草枯中毒的分型

1. 轻型　百草枯摄入量＜ 20mg/kg,除胃肠道症状外,其他表现不明显,多数患者经救治可以恢复。

2. 中型与重型　百草枯摄入量 20~40mg/kg,除胃肠道症状外,可出现多器官损害。1~4 天内出现肝肾功能损害,数天至 2 周内出现肺部损害,且多在 2~3 周内死于呼吸衰竭。

3. 暴发型　百草枯摄入量< 40mg/kg,出现严重的胃肠道症状,1~4 天内绝大部分患者死于多器官衰竭。

### 四、辅助检查

可通过血、尿进行百草枯定性、定量的检测来确诊、评估严重程度与预后。胸部 X 线片、心电图、实验室检查等均可对诊断提供帮助。

## 【即刻处理】

原则:阻止毒物继续吸收,清除已吸收的毒物,尽可能保护器官功能。

### 一、阻止毒物继续吸收

1. 口服中毒者　意识清楚者可先催吐,再用大量肥皂水或 2%~5% 碳酸氢钠溶液彻底洗胃(因百草枯对消化道腐蚀作用,洗胃动作要轻柔,以免导致食道或胃穿孔),洗胃后经胃管灌入 15% 漂白土溶液 300ml(每 100g 漂白土溶液可吸附 6g 百草枯),还可同时灌入硫酸镁溶液 20~40mg、20% 甘露醇 100~150ml 导泻,以大便排出漂白土为导泻成功。

2. 皮肤污染者　立即脱去衣服,用大量肥皂水彻底清洗身体,或用 2%~4% 碳酸氢钠溶液冲洗,冲洗时间不少于 15 分钟。

3. 眼睛污染者　立即用流动清水彻底清洗,也可用 2%~4% 碳酸氢钠溶液冲洗,时间不少于 15 分钟。

### 二、药物应用

1. 普萘洛尔(心得安)　10~20mg/ 次,3 次 /d,口服。普萘洛尔可与已经和肺组织结合的毒物竞争,使毒物释放出来。

2. 清除自由基药物的应用 百草枯中毒早期主要是由于脂质过氧化造成多脏器衰竭,因此应早期积极应用抗氧化、抗自由基的药物。可选维生素 C、维生素 E、维生素 A,还原型谷胱甘肽等。

3. 糖皮质激素的应用 本类药物具有强大的抗炎作用,可以维持细胞膜的稳定性,阻止后期肺纤维化,应早期大量应用。甲泼尼龙 500~1 000mg/d,连用 5 天后逐渐减量或停药,也可选用氢化可的松、地塞米松等。

4. 免疫抑制剂的应用 本类药物具有免疫调节作用、减轻炎症反应,应尽早使用。可选环磷酰胺 5mg/kg 加入 5% 葡萄糖溶液中静脉滴注(总量 4g),1 次 /d;也可选用秋水仙碱 0.5mg 加入 5% 葡萄糖溶液中静脉滴注。

### 三、血液净化治疗

血液净化可清除血液中毒物、游离的自由基、炎性介质等,从而达到保护脏器功能的作用,根据具体情况可选择血液灌流或血液透析等。

### 四、给氧与机械通气

给氧有促进氧自由基生成的作用,一般不主张给氧。但在明显缺氧时可低流量给氧。一般当 $PaO_2 < 40mmHg$ 或出现急性呼吸窘迫综合征时才给予氧气吸入或进行机械通气。

### 【转运条件】

1. 口服者应洗胃,皮肤与眼睛污染者也应彻底清洗,采取措施尽量使生命体征相对平稳。

2. 患者取平卧位。

3. 确保气道通畅，防止因呕吐导致的窒息。

4. 确保静脉通道通畅。

5. 持续心电监护。

6. 途中严密监控患者的意识、呼吸、心率、血压等病情变化。

## 第八节　急性亚硝酸钠中毒

急性亚硝酸钠中毒，指人体摄入超过 0.2~0.5g 亚硝酸钠后，则发生高铁血红蛋白血症，且与肠源性有关，故又称肠源性发绀症，导致机体严重缺氧及周围循环衰竭等。如不及时抢救，则可危及生命。

## 【诊断要点】

### 一、病因

有误将亚硝酸钠（一种工业用盐）当作食盐食入，或食入盐腌不久（20 天内）的咸菜，或食入烹饪熟后放置时间过长的小白菜、菠菜、韭菜、卷心菜、莴笋、甜菜等蔬菜，或短时间内食入大量的叶类蔬菜，或饮用蒸锅水、含亚硝酸钠的井水（即苦井水）等。常见于集体中毒。

### 二、临床表现

发病较急骤，多在食入后半小时至 3 小时突然发病，少数 10~15 分钟或长达 20 小时发病。发病后出现头晕、头痛、乏力、反应迟钝、出汗、恶心、呕吐、腹胀、腹泻、胸闷、心悸、呼吸困难，以及口唇、颜面、甲床、全身皮肤、黏膜出现严重发绀,呈蓝黑、蓝灰或蓝褐色,而不是蓝紫色。严重者血压下降、休克、昏迷、抽搐、呼吸衰竭、脑水肿等。

### 三、高铁血红蛋白血症的简易测定

取静脉血 5ml,在空气中用力震荡 15 分钟,如血液颜色不变,仍为棕色则为阳性;正常者则由于血红蛋白与氧结合而变为猩红色。

## 【即刻处理】

原则:立即终止毒物继续吸收,应用特效解毒剂,防治休克、呼吸衰竭、脑水肿等并发症。

### 一、一般处理

1. 彻底催吐、洗胃后,可口服或向胃内注入硫酸镁 15g 导泻。

2. 保持呼吸道通畅。

3. 吸氧。

### 二、应用特效解毒剂,有以下几种

1. 1% 亚甲蓝(美蓝) 1~2mg/kg,加入 25% 或 50% 葡萄糖溶液 60~100ml 中,于 10~15 分钟缓慢静脉注射完。如 2 小时后仍无好转,可重复静脉注射 1 次。应特别注意,本药采用小剂量时,起还原剂作用,可使高铁血红蛋白还原为血红蛋白;当大剂量快速静脉注射时,则成为氧化剂,使血红蛋白氧化为高铁血红蛋白,反而加重病情。

2. 甲苯胺蓝 5mg/kg,静脉注射。本药比亚甲蓝效果更佳,其还原高铁血红蛋白的速度比亚甲蓝快 37%。

3. 维生素 C　1g 加入 50% 葡萄糖液 60~100ml 中，静脉注射。本药也可降低高铁血红蛋白在血液中的浓度，但作用不如亚甲蓝迅速、彻底。

4. 葡萄糖注射液　可加速高铁血红蛋白还原为血红蛋白。

### 三、积极防治并发症

积极防治呼吸衰竭、休克、脑水肿等。

### 四、输血

危重患者可考虑到医院内输新鲜血。

## 【转运条件】

1. 必须应用特效解毒剂，尽量采取必要措施，保证生命体征平稳。

2. 患者取平卧位。

3. 保持呼吸道通畅。

4. 吸氧。

5. 保持静脉通道通畅。

6. 心电监护。

7. 采集和携带呕吐物、残留毒物等，以备进行毒物鉴别。

8. 途中严密监控患者的意识、皮肤及黏膜色泽、呼吸、心率、血压及周围循环等病情变化。

# 第九节　急性桐油(或油桐子)中毒

急性桐油(或油桐子)中毒，指桐油(或油桐子)摄入人体后，其主要成分桐酸等对胃肠道有强烈刺激，并损害心、肾、肝、脾及神经系统。

## 【诊断要点】

### 一、病因

误将桐油当成食用油食或误食了油桐子，可为集体发病。油桐子毒性最大。

### 二、临床表现

多在食后半小时至 2 小时，少数在食后 4 小时发病。出现口渴、恶心、呕吐、剧烈腹痛和腹泻、头痛、头晕、手足及口唇麻木、肌肉酸痛、瞳孔散大、视物模糊、脉搏增快、呼吸浅快、四肢抽搐、喉头痉挛、嗜睡、昏迷，还可出现发热、呕血、便血、休克，以及心脏、肝脏、肾脏损害等。

### 三、可出现蛋白尿、血尿及管型尿

## 【即刻处理】

原则：立即终止毒物继续吸收，积极防治喉头痉挛及心脏、肾脏、肝脏等损害。

### 一、一般处理

1. 彻底催吐、洗胃后，饮入牛奶、蛋清等，以保护胃黏膜。

2. 有抽搐现象时，可选用 10% 葡萄糖酸钙 10ml 缓慢静脉注射。如发生喉头痉挛可考虑环甲膜穿刺或切开，也可气管切开。

3. 对症处理，如吸氧等。

二、补充有效循环血量，纠正水、电解质及酸碱平衡紊乱

三、积极防治并发症

积极防治消化道出血、休克及心脏、肝脏、肾脏的损害。

## 【转运条件】

1. 尽量采取必要措施，保证生命体征平稳。
2. 患者取平卧位。
3. 保持呼吸道通畅。
4. 必要时吸氧。
5. 保持静脉通道通畅。
6. 必要时心电监护。
7. 途中严密监控患者的意识、呼吸、心率、血压等病情变化。

# 第十节　急性强酸类中毒

急性强酸类中毒，指硫酸、盐酸、硝酸等经呼吸道、皮肤或消化道进入人体，引起局部烧伤及全身中毒。

## 【诊断要点】

### 一、病因

有强酸类化学物品接触史。

### 二、临床表现

1. 急性吸入性中毒，可出现呛咳、胸闷、流泪、呼吸困

难、发绀、咯血性泡沫痰、肺水肿、喉头痉挛或水肿、休克、昏迷等。

2. 皮肤及眼烧伤部位呈灰白、黄褐或棕黑色，周围皮肤发红，界限分明，局部剧痛，面积大者可发生休克；眼烧伤可见角膜混浊，甚至穿孔，以致完全失明。

3. 经消化道进入者，可见口唇、口腔、咽部、舌烧伤。患者口腔、咽部、胸骨后及腹上区剧烈灼痛，并有恶心、呕吐，呕吐物为大量褐色物及食道、胃黏膜碎片，可出现胃穿孔、腹膜炎、喉头痉挛或水肿。

4. 强酸类中毒时可出现头痛、头晕、恶心、乏力等，重者烦躁不安、惊厥、昏迷，以及肺水肿、肝肾损害等。

## 【即刻处理】

原则：立即终止强酸继续深入、吸收，积极对症处理。

### 一、吸入性中毒

1. 立即将患者转移至空气新鲜流通处。

2. 给予 2%~4% 碳酸氢钠溶液雾化吸入。

3. 吸氧。

4. 眼睛受到强酸类烟雾（气体）刺激时，立即用大量清水彻底冲洗。

5. 喉头痉挛或水肿导致呼吸困难或窒息时，应及时行环甲膜穿刺或切开，亦可气管切开，并随时注意吸出分泌物。

### 二、皮肤及眼烧伤

1. 立即用大量清水，彻底冲洗创面及眼内至少 20 分钟以上；脱去污染的衣服，再用 4% 碳酸氢钠冲洗、中和与湿敷。

2. 彻底冲洗后,烧伤创面可用无菌或洁净的三角巾、床单、被罩、衣服等包扎。

3. 眼内彻底冲洗后,可应用氢化可的松或氯霉素眼药膏或眼药水,并包扎双眼。

### 三、消化道烧伤

立即口服牛奶、蛋清、豆浆、食用植物油等,每次 200ml;也可口服 2.5% 氧化镁溶液 100ml 或氢氧化铝凝胶 100ml,以保护胃黏膜。严禁催吐或洗胃,以免消化道穿孔;严禁口服碳酸氢钠,以免因严生二氧化碳而导致消化道穿孔。

### 四、剧烈疼痛者可选用镇痛、镇静药物

### 五、积极防治并发症

积极防治肺水肿、呼吸衰竭、休克、酸中毒等,以保护肝、肾功能等。

## 【转运条件】

1. 局部必须进行即刻处理,尤其眼烧伤及消化道烧伤者。

2. 患者可取平卧位,如发生呼吸困难可取半卧位。

3. 尽量采取必要措施,保证生命体征平稳。

4. 确保呼吸道通畅。

5. 必要时吸氧。

6. 必要时保持静脉通道。

7. 必要时心电监护。

8. 途中严密监控患者的意识、呼吸、心率、血压及局部烧伤等病情变化。

# 第十一节 急性强碱类中毒

急性强碱类中毒,指氢氧化钠、氢氧化钾、氧化钾、碳酸钾等经皮肤或消化道进入人体,引起局部烧伤及全身中毒。

## 【诊断要点】

### 一、病因 有强碱类化学物品接触史

### 二、临床表现

1. 皮肤烧伤可见皮肤充血、水肿、糜烂,开始为白色,后变为红或棕色,并形成溃疡,局部剧痛;眼烧伤可引起严重的角膜损伤,以致失明。

2. 消化道烧伤,可出现口唇、口腔、咽部、舌、食道、胃肠烧伤。患者烧伤部位剧痛、恶心、呕吐、呕吐物为褐红色黏液状物,并有腹痛、腹泻、血样便、口渴、脱水。重者发生消化道穿孔,出现休克,还可发生急性肾衰竭及碱中毒等。

3. 吸入氢氧化氨释放出的氨,可发生呼吸道刺激症状,如剧烈咳嗽、呼吸困难、喉头水肿,甚至窒息。

## 【即刻处理】

原则:立即终止强碱继续深入、吸收,积极对症处理。

### 一、皮肤及眼烧伤

1. 立即用大量清水彻底冲洗创面及眼内,直至皂样物质消失为止。

2. 皮肤创面彻底冲洗后,可用食醋或 2% 醋酸冲洗或湿敷,然后包扎。

3. 眼内彻底冲洗后(禁用酸性液体冲洗),可应用氯霉素等抗生素眼药膏或眼药水,然后包扎双眼。

## 二、消化道烧伤

立即口服食醋、柠檬汁、1% 醋酸等,亦可口服牛奶、蛋清、食用植物油等,每次 200ml,以保护胃黏膜。严禁催吐或洗胃,以免发生消化道穿孔。

## 三、吸入氢氧化氨释放出的氨引起的中毒

1. 立即脱离中毒现场,转移至空气新鲜流通处。

2. 脱去污染的衣服,注意保暖。

3. 喉头痉挛或水肿,导致呼吸困难、窒息时,应及时行环甲膜穿刺或切开,亦可行气管切开。

4. 吸氧。

5. 保持呼吸道通畅。

## 四、镇痛、镇静药物的应用

可选哌替啶等镇痛、镇静药物用于剧烈疼痛的患者。

## 五、积极防治并发症

积极防治休克、碱中毒及急性肾衰竭等。

## 【转运条件】

1. 局部必须进行即刻处理,尤其眼烧伤及消化道烧伤者。尽量采取必要措施,保证生命体征平稳。

2. 患者取平卧位,如有呼吸困难可取半卧位。

3. 确保呼吸道通畅。

4. 必要时吸氧。

5. 必要时保持静脉通道。

6. 必要时心电监护。

7. 途中严密监控患者的神志、呼吸、心率、血压及局部烧伤等病情变化。

# 第二十六章　物理因素所致的急症

## 第一节　电　击

电击亦称触电,指一定量的电流通过人体,引起全身性或局部性损伤与功能障碍,重者当即心搏骤停。触电的时间越长、电压越高、电阻越低,人体受到的损伤也越大。

### 【诊断要点】

#### 一、病因

有触电或雷击史。

#### 二、临床表现

1. 轻型当即头晕、心悸、触电局部麻痛、全身无力、惊恐呆滞、面色苍白、心率增快。

2. 重型昏迷、抽搐、心律失常、休克、呼吸不规则。重型症状可当即出现,亦可当时症状较轻,尔后突然加重,24~48小时内均可能出现包括心搏骤停在内的迟发反应。尤其要识别触电后是处于心搏、呼吸极其微弱的“假死状态”,还是心搏、呼吸确已停止。另外,勿将触电后的强直误认为尸僵而放弃抢救。还要警惕复苏成功后48小时内,仍可能发生包括室颤在内的各种严重的致命性心律失常。

3. 触电后立即发生心搏骤停。

4. 触电还可出现局部电烧伤,轻者只见皮肤烧伤,重者面积大并可深达肌肉、骨骼,电流入口处较出口处烧伤严重,出现黑色炭化。

5. 触电还可因跌伤造成颅脑、胸腹及四肢损伤,如出血、骨折、内脏损伤等。

### 三、心电图

可见心肌损伤、心律失常等图形,以多源性室性早搏及心室颤动最多见。

## 【即刻处理】

原则:立即采用正确的方法使患者脱离电源。对心搏骤停者及时进行心肺脑复苏,对心搏、呼吸存在者严密监控迟发反应。

### 一、断电

立即切断电源或用绝缘物体使患者脱离电源。抢救者必须注意自我防护,以免触电。高压线必须移开 10m 远,方可接近患者。

### 二、立即进行心肺复苏

用于心搏骤停者。

### 三、立即除颤

如有室颤者,立即除颤。

214

## 四、持续心电监护

电压、电流等作用的直接影响和组织损伤后的高钾血症，以及缺氧等因素，均可引起心肌损害与心律失常。即使心肺复苏成功后 48 小时内，仍可发生各种严重心律失常，包括心室颤动等，故必须持续严密心电监护。

## 五、轻型触电

卧床休息，对症处理。但必须严密监控病情变化，警惕迟发反应。

## 六、电烧伤及外伤

及时进行止血、包扎、骨折固定等相应处理。

## 七、积极防治并发症

积极防治感染、脑水肿、休克、急性肾衰竭及电解质紊乱等并发症。

## 【转运条件】

1. 自主心搏恢复，无致命性心律失常。血压尽量维持在安全范围内。
2. 确保呼吸道通畅。如自主呼吸仍未恢复，必须确保有效的人工通气。
3. 患者取平卧位。
4. 保持静脉通道通畅。
5. 持续心电监护。
6. 途中严密监控患者的神志、呼吸、心率、心律、血压、周围循环及局部损伤等病情变化。

# 第二节 淹 溺

淹溺亦称溺水,指人体淹没于水中,多引起反射性喉头痉挛、声门闭锁,亦可因大量水分吸入肺内而发生窒息、缺氧,导致呼吸、心搏骤停。

## 【诊断要点】

### 一、病因

有淹溺史,多因游泳、失足落水、自杀所致。

### 二、临床表现

1. 头痛或视觉障碍、剧烈咳嗽、胸痛、呼吸困难、咳白色或粉红色泡沫痰。海水溺水者口渴明显,最初几小时可有寒战、发热。

2. 皮肤、黏膜青紫,颜面肿胀,球结膜水肿,口鼻充满泡沫;可有精神状态改变,烦躁不安、抽搐、意识障碍、肌张力增高;呼吸表浅、急促;四肢厥冷。

3. 可伴有头部、颈部、四肢损伤。

4. 呼吸、心搏已停止。

## 【即刻处理】

原则:迅速将患者从水中救出,立即就地进行心肺复苏。淹溺患者的预后主要取决于淹溺时间的长短,以及缺氧时间的长短和严重程度。

## 一、救离水中

迅速将患者从水中救出，上岸后取仰卧位。如有可能，在水中边向岸边靠拢边进行口对口吹气。

## 二、清除口鼻内异物

一律不控水，立即清理口鼻内泥沙、杂草、呕吐物、假牙等异物，确保气道通畅，注意保暖。

## 三、心肺复苏

如无呼吸、心搏，立即按照 ABC 的顺序进行心肺复苏，开放气道后连续做 5 次口对口吹气，随即再连续做 30 次胸外心脏按压，此后按照 2：30 的比例继续进行心肺复苏。即使溺水患者呼吸、心搏停止的时限超过 10 分钟，仍须全力抢救。

## 四、尽快除颤

如有室颤，尽快除颤。并尽快建立给药通道，使用相应药物。

## 五、患者可有颅脑损伤、脊柱脊髓损伤、四肢损伤等

尤其颈椎损伤较多见，应做相应处理。

## 六、积极防治并发症

积极防治肺水肿、心律失常、急性呼吸窘迫综合征、脑水肿、急性肾衰竭、溶血性贫血、肺部感染，以及水、电解质与酸碱平衡紊乱等。

## 【转运条件】

1. 自主心搏恢复，无致命性心律失常，血压尽量维持在安全范围内。

2. 确保呼吸道通畅。如自主呼吸仍未恢复，必须确保人工通气。

3. 患者取平卧位。

4. 吸氧。

5. 保持静脉通道通畅。

6. 持续心电监护。

7. 注意保暖。

8. 途中严密监控患者的意识、呼吸、心率、血压等病情的变化。

# 第三节 中 暑

中暑，指由于高温环境导致的体温调节中枢功能障碍的疾病。

## 【诊断要点】

### 一、先兆中暑

在高温环境中，头晕、眼花、耳鸣、恶心、胸闷、心悸、无力、口渴、大汗、注意力不集中、四肢发麻、体温正常或稍高，一般不超过37.5℃。

### 二、轻度中暑

除上述表现外，面色潮红或苍白，恶心呕吐、气短、大汗、皮肤灼热或湿冷、脉搏细弱、心率增快、血压下降等呼吸、循环衰竭的早期表现,体温超过 38℃。

## 三、重度中暑

除上述表现外,可分为以下 3 种类型。

1. **热痉挛** 与高温环境无直接关系,而发生在剧烈劳动或运动后,因大量出汗后只饮水而未补充盐分,导致血钠、血氯、血钾降低,突然发生阵发性疼痛性腓肠肌和跟腱肌肉痉挛,也可以发生在腹肌;出现口渴,尿少,体温正常。痛性肌肉痉挛可能与大量出汗、饮用低渗液体导致严重体内钠缺失以及和过度换气有关,热痉挛也可是热射病的早期表现。

2. **热衰竭** 多发生在高温环境及高温、潮湿环境中工作或运动的人,由于大量出汗导致体液和盐分丢失过多,而未补充足够水分与盐分。表现为大汗、极度口渴、乏力、头晕、头痛、恶心呕吐,面色苍白、大汗淋漓、皮肤湿冷、体温增高,可有明显脱水征,如心率增快、低血压或晕厥,无明显中枢神经系统损伤表现。热衰竭可以是热痉挛和热射病的中间过渡阶段,如不及时治疗,可恶化为热射病。

3. **热射病** 热射病是一种致命性急症,可分为劳力性和非劳力性热射病两种类型。劳力性主要是在高温环境下内源性产热过多,多见于健康年轻者,体力劳动、体育运动时发病,可迅速出现高热、抽搐、昏迷、多汗或无汗、心率增快;非劳力性主要是在高温环境下体温调节功能障碍引起散热减少,可在数天内发生。表现为高热(直肠温度 ≥ 41℃)、皮肤干燥(早期可以湿润)、意识障碍、惊厥,甚至昏迷、休克。另外,劳力性可发生横纹肌溶解、急性肾衰竭、急性肝衰竭、DIC或多器官功能衰竭,病死率较高。

## 【即刻处理】

原则：立即脱离中暑环境，使体温降至接近正常，防治并发症。

### 一、迅速脱离高温高湿环境

脱去衣服，转移到阴凉通风处，可采用电风扇吹风等散热方法，最好移至有空调的室内。

### 二、降温

用冰袋或冷毛巾置于头部、腋下、腹股沟等处，或用酒精擦浴。饮用含盐的清凉饮料。除物理降温外，可选以下药物降温。

1. 氯丙嗪 50mg，加入 5% 葡萄糖溶液 500ml 中于 1~2 小时静脉滴注，血压下降者禁用本药。

2. 人工冬眠 氯丙嗪 25mg、异丙嗪 25mg、哌替啶 50mg 加入 25% 葡萄糖溶液 40ml 中于 15 分钟静脉注射完。在降温过程中应严密监控体温、意识、呼吸、脉搏、心率、血压等，血压下降者禁用人工冬眠。

### 三、纠正水、电解质及酸碱平衡紊乱

根据情况可选用 0.9% 氯化钠溶液或复方氯化钠溶液静脉滴注，用量根据具体情况掌握。

### 四、重症中暑

1. 热痉挛 轻者可饮用含盐饮料，或口服食盐 2g/ 次，连续数次，总量可达到 15g；重者可选用 5% 葡萄糖生理

盐水 1 000~3 000ml 静脉滴注,也可选用 3% 氯化钠溶液 100~200ml 静脉滴注。

2. 热衰竭　以失水为主者,可给予 5% 葡萄糖生理盐水或 6% 羟乙基淀粉等。以失钠为主者,可选用 0.9% 氯化钠溶液,必要时可应用升压药物;重度低钠者,可慎用 3% 氯化钠溶液 100~200ml 静脉滴注,必要时可于 2 小时后重复 1 次。

3. 热射病　头部周围放置冰袋。有频繁抽搐、呼吸异常、血压增高、瞳孔不等大等脑水肿表现者,可选用脱水剂 20% 甘露醇等静脉滴注。

## 【转运条件】

1. 尽量采取必要措施,保证生命体征平稳。

2. 患者取平卧位。

3. 必要时吸氧。

4. 必要时保持静脉通道。

5. 必要时心电监护。

6. 途中严密监控患者的意识、体温、呼吸、心率、血压及周围循环等病情变化。

# 第二十七章 动物咬伤

## 第一节 毒蛇咬伤

毒蛇咬伤中毒，指人体被毒蛇咬伤后，毒素进入人体，引起全身中毒，甚至死亡。

## 【诊断要点】

### 一、有毒蛇咬伤史

如一时难以鉴别是否毒蛇咬伤，应立即按毒蛇咬伤处理。毒蛇与无毒蛇的鉴别见表2-27-1-1。

表2-27-1-1　毒蛇与无毒蛇的鉴别

|  | 毒蛇 | 无毒蛇 |
|---|---|---|
| 头部形态 | 多呈三角形（金环蛇、银环蛇除外） | 多呈椭圆形 |
| 尾部形态 | 尾部较短粗 | 尾部较细长 |
| 花纹色彩 | 较鲜明 | 不鲜明 |
| 毒牙 | 有2个大、尖、长的毒牙 | 无 |
| 牙痕 | 除局部均匀细小的牙痕外，常有一对大而深的牙痕 | 一般只留下2~4排均匀细小的牙痕 |
| 攻击性 | 爬行缓慢，主动攻击人 | 爬行迅速，一般不主动攻击人 |

## 二、临床表现

1. 血液循环毒素表现　局部明显肿胀、剧烈疼痛,并迅速向近心端扩展。伤口出血不止,并可表现为全身出血,如皮肤及黏膜出血、鼻出血、咯血、呕血、便血、血尿,甚至颅内出血等。还可发生溶血,并导致急性肾衰竭、休克,还可发生心肌损害等症。

2. 神经毒素表现　局部症状较轻,可能仅有麻木感。全身表现为头晕、嗜睡、无力、恶心、呕吐、吞咽困难、声嘶、言语不清、瘫痪、呼吸困难、眼睑下垂、视力模糊、斜视、复视、瞳孔散大、对光反射消失、听力障碍、大小便失禁、寒战、发热、抽搐、昏迷、呼吸麻痹等。此类中毒,局部症状轻,全身中毒反应出现较晚,咬伤后不易引起重视,但发病后病情进展迅速,危险性也大。

## 【即刻处理】

原则:立即限制毒素的吸收与扩散,应用特效解毒剂,积极对症处理,保护重要脏器功能。

### 一、被毒蛇咬伤后立即停止活动

不要惊慌失措,奔跑走动,以免加速血液循环而促进毒素的吸收、扩散。

### 二、伤口的处理

1. 结扎伤肢　这是在院前急救中最简单、最重要的一步,而且可以立即完成。在靠近伤口近心端 5~10cm 处用橡皮止血带或绞紧止血法结扎,上肢压力 40~70mmHg,下肢

55~70mmHg，即松紧度仅能插入一指。肢体采取临时制动措施后放于低位，从而减少毒物的吸收、扩散，每隔 30 分钟放松 1~2 分钟。

2. 局部切开、负压吸引　这一做法虽有争议，但也有学者还是主张局部消毒后，用小刀或针头，以连贯的 2 个牙痕为限，做"十"字或"一"字切口，深达皮下。如有水疱，在其周围做多个小"十"字切口。然后，用吸奶器、拔火罐等，在局部进行负压吸引（不建议用嘴吸），以吸出毒液。最后再彻底冲洗伤口，并予以包扎。

3. 彻底用冷水冲洗伤口、降低局部温度　选用 5% 乙二胺四乙酸二钠钙溶液、1 : 5 000 高锰酸钾溶液、0.9% 氯化钠溶液或冷食盐水、冷茶水、冷清水等彻底冲洗伤口，也可冰敷以降低局部温度，可以起到清除、稀释、中和，从而减少毒素，减慢毒素吸收，降低毒素中酶的活性。

### 三、尽快应用特效解毒剂

1. 抗蛇毒血清 1~2 支，静脉注射（皮试后），是首选特效药，力争在 2 小时内用药效果最好。这是最重要的治疗，尽早、足量应用，效果可靠。

2. 如果对抗蛇毒血清过敏，或不能及时取得抗蛇毒血清时，可选用胰蛋白酶 4 000U（或糜蛋白酶 4 000U）临时替代抗蛇毒血清，联合 2% 利多卡因 5~10ml、甲泼尼龙 40mg（或地塞米松 10mg）做局部封闭。

3. 可选用季德胜蛇药片 20 片立即口服。以后每 6 小时 1 次，每次 10 片，连服 5~7 天至症状消失。此外，还可选用上海蛇药、蛇伤解毒片（广州或福建产）等；也可就地取材，如七叶一枝花、半枝莲、鬼针草、一见喜、万年青等多种中草药。

4. 严重者可氢化可的松 200mg 加入 5% 葡萄糖溶液 500ml 中静脉滴注,或选用地塞米松 10mg 静脉注射。

5. 如发生过敏性休克,立即应用肾上腺素、糖皮质激素、升压药等。

## 四、积极防治贫血、溶血、休克、急性肾衰竭、感染、破伤风等并发症

## 【转运条件】

1. 伤口必须进行处理,伤肢结扎、制动后放低。尽量采取必要措施,保证生命体征平稳。

2. 患者可取半卧位。

3. 尽量避免患者活动。

4. 必要时建立静脉通道。

5. 必要时吸氧。

6. 必要时心电监护。

7. 途中严密监控患者的意识、呼吸、心率、血压、周围循环及伤口局部等病情变化。

# 第二节 狗咬伤与狂犬病

狗咬伤在平时较为多见,被携带狂犬病毒的狗咬伤以后,可能发生狂犬病(又称恐水病),指由于狂犬病毒侵犯中枢神经系统而引起人畜共患的一种急性传染病。一旦发病,极为痛苦、凶险,病死率接近 100%,故本病重在预防。

## 【诊断要点】

### 一、病因

1. 有狗、猫、狐、狼等，甚至牛、马、猪、羊、吸血蝙蝠及啮类动物咬、抓、舔史；或有与动物的分泌物、排泄物、血液等，尤其唾液接触史；或食用未煮熟的、带有狂犬病毒的兽畜肉史等。

2. 被狗等动物咬、抓伤或其他形式接触后，未及时注射人用狂犬疫苗。

### 二、临床表现

1. 潜伏期　长短不一，多在 3 个月内，短者数日，长者可达数十年。在此期间已经感染了狂犬病毒，但尚未发病。

2. 前驱期　持续数小时至数日。伤口愈合处有麻木、发痒、刺痛、虫爬蚁行感，并出现头痛、发热、烦躁、恶心、呕吐、心悸，对声、水、光、风等刺激十分敏感，可有兴奋或恐惧等表现。

3. 兴奋期（恐水期或痉挛期）　为 1~30 天，恐水、怕风、惧声、畏光，听到水声、见到水、摸到水均可诱发喉头痉挛、吞咽困难、全身抽搐。重者角弓反张、发热、大汗、流涎、脉搏增快、极度恐惧、狂躁、激动、幻听、幻视、面孔多变，此期患者神志清楚。

4. 麻痹期（瘫痪期）　此期多为 6~18 小时，极少数可长达 2 周。逐渐安静、痉挛停止、恐怖消失、全身瘫痪、反射消失、昏迷等，最后心搏、呼吸停止。

### 三、鉴别诊断

除外破伤风、癫痫大发作等。

## 【即刻处理】

原则：咬伤后立即处理伤口，并及时注射人用狂犬病疫苗。一旦发病，积极对症处理。

### 一、一般处理

1. 咬伤后立即用大量肥皂水、盐水或清水彻底冲洗伤口半小时以上，再用碘酒、酒精冲洗伤口，伤口深者，应选用不带针头的大注射器反复、彻底冲洗其深部。可选用高效价抗狂犬病免疫血清，在伤口周围浸润注射。

2. 经彻底冲洗后，敞开伤口，禁止包扎，以防狂犬病毒加速生长繁殖。

3. 如确被狂犬咬伤者，可将伤口创面进行梭形切除，切口勿缝合。

### 二、狂犬病的抢救

一旦发生狂犬病目前仍无有效方法，应积极对症处理，以减轻患者痛苦。

1. 安排单间病房，应保持环境绝对安静，避免声、光、风、水等刺激。严格遵守隔离与消毒制度，对于患者的分泌物、排泄物及其接触过的物品均要严格消毒，皮肤、黏膜有破损者不宜接触患者。

2. 应用足量的催眠或镇静药物 对前驱期，尤其兴奋期的患者，应用足量的催眠或镇静剂。

3. 补充足够的营养。

4. 早期行气管切开。

5. 纠正水、电解质平衡紊乱等。

## 【转运条件】

1. 新鲜伤口,应及时进行局部处理,禁止包扎。

2. 对于狂犬病患者,应做到以下几点。

(1)应用足量镇静、催眠药物,待其入睡后方可转运。

(2)保持呼吸道通畅。

(3)必要时吸氧。

(4)保持静脉通道通畅。

(5)必要时心电监护。

3. 途中严密监控患者的意识、呼吸、心率、血压,以及抽搐、局部伤口等病情变化。

# 第二十八章　常见严重损伤

现代人有心脏病、脑血管病、癌症、呼吸系统疾病和意外伤害5大死亡原因，意外伤害已成为城市居民的第4位死因、农村居民的第5位死因。前5位死因主要见于中老年人，而意外伤害主要见于青少年。据世界卫生组织统计，意外伤害已成为44岁以下人群的第1死因，占35岁以下青少年全部死因的50%以上。

2007年8月10日国家卫生部公布的《中国伤害预防报告》显示：全国每年发生的各类伤害约涉及2亿人次，由此死亡人数70万~75万人，占全国人口总人数的9%，是我国排在4种严重疾病之后的第5位死亡原因，其中交通事故、自杀、溺水、中毒、跌落等导致死亡的案例，占全部伤害死亡的70%左右；每年因伤害需就医者占6 200万人次，引起的直接医疗费达650亿元，误工等经济损失60多亿元。

受到各种意外伤害后，即刻死亡（数秒至数分钟）占50%，早期死亡（2~3小时）占30%，后期死亡（伤后数周内）占20%。

受伤后迅速死亡的主要原因有各种原因导致的窒息、大出血导致的出血性休克与重要脏器的严重毁损。

创伤现场急救的程序如下：

1. 评估现场环境是否安全，确保救援人员及在场其他人员的安全。

2. 做好自我防护。

3. 评估伤情。

4. 帮助遇难者安全、迅速脱离危险环境。

5. 根据不同情况,采取相应的通气、止血、包扎、固定、抗休克等救治措施。

6. 安全、迅速地将伤员送往医院。

# 第一节　严重颅脑损伤

严重颅脑损伤,指外界暴力直接或间接作用于人体头部,引起危及生命的损伤。其发病率仅次于四肢损伤而居第2位,病死率却居首位。

## 【诊断要点】

### 一、临床表现

**（一）头皮撕脱伤**　多因头发、头皮卷入机器及车祸所致,头皮多从帽状腱膜下层或骨膜层撕脱,范围常较大,出血量多,止血困难,可致出血性休克,并可迅速危及生命。

**（二）颅骨骨折**　其危险不在于骨折本身,而在于骨折对于脑组织的损伤。

1. 颅盖骨折

（1）线形骨折　头皮局部疼痛、肿胀。

（2）凹陷骨折　局部可有血肿或凹陷。可并发脑挫裂伤或脑受压及颅内血肿等。

2. 颅底骨折

（1）颅前凹骨折:双眼睑及球结膜下淤血（熊猫眼征）,脑脊液鼻漏。可并发嗅神经、视神经、脑垂体、丘脑及颞叶脑损伤。

（2）颅中凹骨折：颈肌下出血及压痛，脑脊液耳漏。可并发听神经、面神经、三叉神经、外展神经及颞叶脑损伤。

（3）颅后凹骨折：乳突部位皮下淤血、压痛、颈肌强直，有时咽后壁肿胀、淤血，脑脊液漏至乳突及胸锁乳突肌皮下。可并发舌咽神经、迷走神经、副神经、舌下神经及小脑与脑干损伤、颅内血肿等。

**（三）脑损伤**

1. 脑挫裂伤　昏迷多超过半小时，甚至数日、数周或更长时间。昏迷时间的长短与昏迷深度，可反映脑挫伤的轻重程度。还可出现恶心、呕吐、躁动以及偏瘫、失语、抽搐及脑神经损伤等。

2. 脑干损伤　伤后多持续昏迷，出现去大脑强直. 双侧瞳孔不等大、多变、可极度缩小或散大，并可出现双侧眼球位置不一。常有阵发性呼吸异常，血压增高等。

**（四）颅内血肿**

1. 硬脑膜外血肿　伤后多出现短暂昏迷，随之清醒，称为中间清醒期，以后因血肿增大引起再度昏迷。并有剧烈头痛、呕吐、躁动，呼吸深慢、脉搏洪大而缓慢、血压增高等颅内高压及脑疝形成的表现。

2. 硬脑膜下血肿　急性硬脑膜下血肿（3天内者）伤后昏迷，进行性加重；亚急性硬脑膜下血肿（3周内者）可有中间清醒期。另外，还出现脑挫裂伤及进行性颅内压增高的表现，且进展迅速，很快危及生命。脑室内血肿或出血时，颅内压明显增高，常伴高热、深昏迷，可无中枢神经局部损害的体征。

### （五）开放性颅脑损伤

指硬脑膜破裂,使脑组织与外界相通,并可有异物或颅骨碎片等进入颅腔。如果伤口有脑脊液漏或脑组织膨出,均表明硬脑膜破裂。伤后多昏迷,还可有脑挫裂伤、脑干损伤、颅内血肿等损伤,并可出现休克、呼吸衰竭、感染等并发症。

## 二、CT检查

对颅骨骨折、脑损伤及颅内血肿等均可通过CT检查确诊。

## 【即刻处理】

原则:积极防治颅内压增高症、休克、呼吸衰竭,以及伤口继续出血与污染等。如有手术指征者,应尽快手术治疗。

## 一、确保气道通畅

对意识不清者可将头部偏向一侧,防止舌后坠、呕吐物引起窒息,亦可采用健侧卧位。可放置口咽通气导管,必要时可行气管内插管。

## 二、受伤部位的处理

（一）**头皮裂伤或头皮撕脱伤**　立即加压包扎止血,将撕脱离体的头皮保留、备用。

（二）**颅骨骨折**　骨折局部可不予处理。脑脊液鼻漏、耳漏者,切忌冲洗、填塞或涂以药物等;伤侧朝下,充分引流;嘱患者不要擤鼻涕,以防颅内高压。如为开放性颅骨骨折,应予局部止血、包扎。

（三）**开放性颅脑损伤**　立即局部包扎。如有脑组织膨出,先覆盖无菌敷料,后用三角巾或用其他布类替代做一相应大小的环形垫圈,放置于脑组织膨出处,使膨出的脑组织在环形垫圈内,再用大小适当、清洁的碗扣在环形垫圈上,最后以三角巾等包扎牢固,以免脑组织受到压迫等损伤。

1. 确保气道通畅,可放置口咽通气导管,必要时可行气管内插管。

2. 进行有效的止血、包扎。

3. 必要时吸氧。

4. 积极防治颅内压增高症、休克、呼吸衰竭等。

5. 有手术指征者,应尽快手术治疗。

## 【转运条件】

1. 必须采取有效的止血、包扎等措施。

2. 患者取平卧位。

3. 确保气道通畅。

4. 吸氧。

5. 保持静脉通道通畅。

6. 必要时心电监护。

7. 迅速就近送往具有 CT 检查设备及颅脑外科手术条件的医院。

8. 途中严密监控患者的意识、瞳孔、呼吸、脉搏、心率、血压及受伤部位等病情变化。

# 第二节 严重颈部损伤

颈部是全身较薄弱的部位之一,但却有气道、食道、颈动脉、颈静脉、脊髓、甲状腺等许多重要结构存在。一旦受到损伤,往往情况严重,甚至危及生命。

## 【诊断要点】

### 一、颈动脉、颈静脉破裂

颈动脉破裂可迅速导致失血性休克以及脑供血中断；颈静脉内呈负压，破裂后空气当即可从伤口处进入心腔，使得心脏无血可排，往往来不及抢救，而于数分钟内死亡。

### 二、颈椎损伤

可导致高位截瘫，甚至危及生命。

## 【即刻处理】

### 一、颈动脉、颈静脉破裂

1. 伤口处理

（1）立即用拇指压迫破损血管两端的颈动脉与颈静脉，以达到立即止血以及防止空气进入心腔的目的，再用纱布填满填紧伤口，再用绷带卷等压迫伤口，将伤员对侧上臂紧贴耳部，前臂屈曲放在头顶部，然后加压包扎，使绷带卷准确固定于伤口部位，于对侧上臂外侧打结。必要时，可用铅笔、筷子等绞紧、固定。

（2）用止血钳夹住血管的断端，连同止血钳一起包扎。

2. 如出血不多而发生心搏骤停，应考虑颈静脉断裂后大量空气进入心腔，可立即用心腔穿刺针刺入右心室，抽出空气，有时可能使伤员获救。

3. 确保气道通畅。

4. 积极防治失血性休克。

## 二、颈椎损伤

参见本章第六节。

## 【转运条件】

1. 必须采取有效止血措施后，方可转运。尽量减少在现场停留的时间，迅速送往医院。

2. 根据伤情可取平卧位或半卧位，休克患者应取平卧位。

3. 确保气道通畅。

4. 确保静脉通道通畅。

5. 吸氧。

6. 颈椎损伤（参见本章第六节）。

7. 途中严密监控患者意识、呼吸、脉搏、血压及出血等情况。

## 第三节　严重胸部损伤

由于胸部有呼吸与循环系统等重要器官，损伤后往往引起呼吸与循环生理功能障碍，往往可迅速危及生命。

## 【诊断要点】

### 一、临床表现

（一）**连枷胸**　指多发肋骨骨折及胸骨骨折。

1. 局部疼痛　深吸气及咳嗽时加重，局部压痛明显。挤压胸廓时，局部剧痛，并可出现骨摩擦音及骨摩擦感。

2. 反常呼吸　当多根、多段肋骨骨折而使胸壁失去支撑时，可发生胸壁浮动而出现反常呼吸，即吸气时局部胸壁内陷，呼气时反而向外膨出。由于呼吸时两侧胸腔内压力不平衡而引起纵隔摆动，影响静脉回流，患者可出现呼吸困难、发绀，甚至休克、死亡。

3. 肋骨骨折还可导致外伤性气胸、血胸或心脏、胸内大血管损伤等。

**（二）外伤性气胸**　胸部损伤时，如肺组织、支气管破裂或胸壁伤口与胸膜腔相通，致使空气进入胸膜腔，称损伤性气胸，可分为以下3类。

1. 闭合性气胸　指气胸发生后，进入空气的伤口迅速闭合，空气不能再进入胸膜腔，可是伤侧肺脏部分萎陷。肺萎陷＜30%，可无明显症状或仅有轻度气短；大量气胸可出现胸痛、胸闷、呼吸困难等，气管向健侧移位，伤侧语颤减弱或消失，叩诊呈鼓音听诊呼吸音减弱或消失。

2. 开放性气胸　胸壁有伤口，胸膜腔与外界相通，空气可随呼吸经伤口自由出入，伤侧肺被压缩，纵隔被推向健侧，使健侧肺的扩张也受到限制；伤侧胸腔开放，胸膜腔内压力与大气压相等，而健侧胸膜腔内仍为负压，吸气时健侧负压增高，两侧胸膜腔内压力不平衡，是纵隔向健侧移位，呼气时纵隔摆向伤侧，造成纵隔随呼吸来回摆动，影响静脉回流，导致休克。可出现胸痛、呼吸困难、发绀、并可听到呼吸时伤口有吸吮声。叩诊呈鼓音，听诊呼吸音减弱或消失，气管、心脏向健侧移位。

3. 张力性气胸　亦称高压性气胸。肺与支气管损伤后，伤口形成活瓣，吸气时空气只能经伤口进入胸膜腔，而呼气时伤口活瓣闭合，空气不能排出，使得胸膜腔内压力不断增高,伤侧肺被压缩,纵隔被推向健侧,进而使得健侧肺被压缩,造成严重呼吸循环障碍。患者出现胸痛、心悸、烦躁不安、发绀、冷汗、鼻翼扇动、极度呼吸困难、甚至意识障碍、呼吸衰竭、休克,胸腔内空气在高压下常被挤入纵隔及皮下组织,导致头、颈、胸、上肢皮下气肿,患侧肋间隙饱满、语颤消失、叩诊呈鼓音、听诊呼吸音消失,张力性气胸可迅速危及生命。

**(三)外伤性血胸** 可因枪弹、利刃或肋骨骨折刺伤心脏或胸内大血管等,致使胸膜腔内积血,称外伤性血胸。可并发外伤性气胸。

1. **小量血胸** 积血 < 500ml,可无明显症状与体征(立位时 X 线检查,积血不超过膈顶水平)。

2. **中量血胸** 积血 500~1 500ml,可出现面色苍白、呼吸困难、脉搏细弱、血压下降,伤侧呼吸运动减弱,下胸部叩诊浊音,呼吸音明显减弱(立位时 X 线检查,积血可达肩胛角水平)。

3. **大量血胸** 积血 > 1 500ml,可出现早期休克,严重呼吸、循环功能紊乱。表现为烦躁不安、面色苍白、口渴、出冷汗、呼吸困难、脉搏细弱、心率增快、血压明显下降,伤侧呼吸运动明显减弱、肋间隙饱满,气管、纵隔向健侧移位,呼吸音明显减弱或消失(立位时 X 线检查,积血超过肺门水平)。

**(四)心脏刺伤** 心脏被利刃或肋骨骨折的断端刺伤后,血液可迅速积聚于心包腔内,迅速导致心包积血,引起急性心脏压塞及休克。表现为胸痛、呼吸困难、烦躁不安、面色苍白或发绀、心脏压塞三联征(即心音遥远、颈静脉怒张、早期低血压)、脉搏急速、奇脉、脉压差缩小、中心静脉压增高等。多因来不及抢救而死于现场。

**(五)胸内异物** 如钢筋等刺入体内。

## 二、胸部 X 线检查

## 【即刻处理】

原则:纠正胸腔内压异常,维持和改善呼吸功能,解除心脏压塞,纠正休克。

### 一、连枷胸

指多发肋骨骨折及胸骨骨折,积极控制浮动胸壁,尽快消除反常呼吸,以纠正呼吸、循环功能紊乱。

1. 加压包扎 如发生胸壁浮动及反常呼吸,即连枷胸。立即先用手掌轻轻压住浮动部位,帮助伤员取患侧卧位,如此虽可使疼痛加重,却能控制反常呼吸。再用多层敷料或棉垫、多层毛巾等,置于胸壁浮动部位,再用三角巾、绷带或宽胶布加压包扎,使胸壁固定,从而使浮动得到控制,消除反常呼吸。此法适用于范围较小的连枷胸。

2. 正压辅助呼吸 气管内胸壁固定,即气管内插管后,用球囊或呼吸机正压辅助呼吸,使整个胸廓包括浮动部位在内同步起伏,则可使反常呼吸得到纠正,并可改善通气功能、改缺氧状态、消除肺间质水肿、预防肺不张,并成为治疗连枷胸的常规手段。一般认为,只有在较大范围连枷胸并发呼吸功能不全时,才是应用呼吸机辅助呼吸的指征。

3. 到医院进行胸壁牵引固定或手术内固定。

### 二、外伤性气胸

1. 闭合性气胸 小量气胸不须治疗;大量气胸须胸腔穿刺抽气,使肺脏及早扩张。

2. 开放性气胸 先覆盖敷料,再覆盖 1~2 层塑料薄膜(如塑料袋),然后再覆盖较厚的棉垫、毛巾等,最后用三角巾或绷带加压包扎,严密封闭开放的伤口,使其变成闭合的伤口;如患者呼吸困难,应胸腔穿刺、抽气减压,并给予吸氧。

3. 张力性气胸 立即胸腔穿刺、排气减压,针头上套上橡皮指套,指套顶端剪 1 个 1cm 裂口,形成单向活瓣,气体只能排出,而不能吸入,从而降低胸腔内压。如呼吸困难不见缓解,并伴有广泛的纵隔及皮下气肿时,提示肺或支气管裂伤较大,应尽快到院内手术治疗。

### 三、外伤性血胸

1. 胸腔穿刺抽出积血,以解除胸内压迫,改善呼吸功能,防止继发感染。

2. 防治失血性休克。

3. 迅速去医院手术治疗。

### 四、心脏贯通伤

1. 立即行心包穿刺解除心脏压塞 急性心包内积血达 80~120ml,即可导致严重休克,穿刺抽出 20ml 即可明显缓解症状;必要时在现场行心包开窗引流术。

2. 积极抗休克。

### 五、胸内异物

1. 在现场切勿拔除异物,以免解除压迫,反而加重出血。

2. 如异物外露,应在异物周围放在置绷带卷等物,然后在三角巾相应的位置上剪一开口,将异物外露部分自剪口处穿出,再将三角巾牢固包扎(也可采用绷带 "8" 字包扎固定异物)。防止异物拔除而加重出血,或继续深入而加重损伤。

## 【转运条件】

1. 尽量采取必要措施,保证生命体征相对平稳。应根据具体情况灵活掌握,一般不宜在现场停留时间过久,应迅速将患者就近送往有条件的医院。

(1)多发肋骨骨折及胸骨骨折出现浮动胸壁、反常呼吸者,应采取有效的胸壁固定措施。

(2)外伤性气胸,如为张力性气胸,应解除胸腔内高压;如为开放性气胸,应严密封闭胸壁伤口。

(3)大、中量外伤性血胸,应经胸腔穿刺抽出一定量积血,使胸内压力下降,呼吸困难明显缓解。

(4)心脏贯通伤应经心包穿刺,抽出一定量的心包积血,改善血流动力学,血压回升。

2. 一般取半卧位,休克者可取仰卧位。

3. 确保呼吸道通畅。

4. 吸氧。

5. 确保静脉通道通畅。

6. 持续心电监护。

7. 途中严密监控患者的意识、面色、呼吸、脉搏、心率、心律、血压、周围循环及受伤部位等病情变化。

## 第四节 严重腹部损伤

严重腹部损伤,指外界暴力作用于腹部,并可危及生命的损伤。可分为开放性与闭合性损伤或实体性脏器与空腔脏器损伤。

## 【诊断要点】

### 一、开放性损伤

可因利刃、枪弹等造成，既可损伤肝脾等实体性脏器，又可损伤胃肠等空腔脏器。可表现为局部疼痛、出血、休克、腹膜刺激征等。伤口较大者，可有脏器脱出，以网膜、肠管最多见。还应根据伤口流出物的性质判断损伤的具体脏器。

### 二、闭合性损伤

腹部受到钝性暴力作用后，多伤及实体性脏器，如肝、脾等。可出现损伤部位疼痛、恶心、呕吐、腹胀、面色苍白、烦躁不安，腹部压痛与反跳痛、肌紧张等。实体性脏器损伤，该脏器因周围积血而使实音区扩大；空腔脏器损伤时，肠鸣音多减弱或消失。实体性脏器损伤主要以内出血、血压下降、休克为主要表现，腹腔内出血可行腹腔穿刺确诊。

## 【即刻处理】

原则：开放性腹部损伤立即包扎，防止腹腔内继续污染及出血，积极纠正休克；闭合性腹部损伤积极纠正休克。

### 一、开放性腹部损伤

主要是防治出血与感染。

1. 取仰卧位，腹部如为横向伤口则两膝及两髋关节屈曲，如为纵向伤口将双下肢伸直，以防伤口裂开。

2. 立即在伤口处覆盖无菌敷料，并放置棉垫，再以绷带或三角巾等包扎，以达到防止伤口继续出血和污染的目的。

3. 如有脏器脱出，切勿回纳。先以无菌敷料覆盖受伤部位，再以三角巾、毛巾等布类做一环形垫圈放置于受伤部位，使脱出的脏器容纳其内，再将一大小与环形垫圈相适应的碗或盆扣在垫圈上，以防压迫脏器，最后用三角巾或床单等包扎，固定住碗或盆即可。

4. 如腹内有异物，切勿取出。如异物外露，应在其周围放置纱布卷等物，然后在三角巾的相应位置上剪开一口，使异物的外露部分自剪口处穿出，再将三角巾牢固包扎，亦可采用绷带"8"字包扎固定异物，防止异物继续深入而加重损伤或异物拔出而加重出血。

5. 禁止饮食。

## 二、闭合性腹部损伤

主要是积极防治休克。

## 【转运条件】

1. 开放性腹部损伤必须进行止血、包扎等相应处理；闭合性腹部损伤应采取抗休克措施。二者均应尽量采取必要措施，保证生命体征相对平稳。

2. 开放性腹部损伤如果是横向伤口，可采取髋部、膝部屈曲位，如果是纵向伤口应取平卧位；闭合性腹部损伤应取平卧位；胸部损伤取半卧位。

3. 确保气道通畅。

4. 必要时吸氧。

5. 保持静脉通道通畅。

6. 必要时心电监护。

7. 途中严密监控患者的意识、面色、呼吸、脉搏、心率、血压、周围循环及受伤部位等病情变化。

# 第五节　严重四肢损伤

严重四肢损伤,指在外界暴力作用于四肢后,致使四肢骨折、大出血等,甚至危及生命的损伤。四肢损伤在人体各部位损伤中,发生率占第一位。

## 【诊断要点】

### 一、四肢开放性损伤

可因交通事故、工伤、治安事件及生活中受伤所致。主要表现四肢的皮肤、肌肉、神经、肌腱、血管、骨骼等断裂,肢体断离或严重毁损。受伤部位出血,并可出现面色苍白、出冷汗、口渴,脉搏细弱、心率增快、血压下降等失血性休克表现,大动脉断裂可于数分钟内死亡。

### 二、四肢骨折

可出现局部剧烈疼痛、压痛、肿胀、畸形、骨摩擦音及骨摩擦感、功能障碍等。四肢骨折又可分为闭合性骨折与开放性骨折等类。

## 【即刻处理】

原则:立即采取有效的止血、包扎、骨折固定、防治休克等措施。

1. 止血　根据不同的出血情况采取不同的有效止血方法。
2. 包扎　包扎是外伤现场急救的重要措施之一。通常,受伤部位经过有效的止血后,均应进行及时、正确的包扎。

3. 固定 凡骨折或怀疑骨折者,均必须采用夹板或其他替代物进行有效的固定。开放性骨折也应先止血、包扎后,再固定,勿将骨折断端还纳于伤口内,以免加重损伤或污染。

4. 保管断离肢体的原则 干燥、低温。如肢体已经断离,应先对肢体残端进行止血、包扎等处理后,再将断离的肢体用纱布包好后放入洁净的塑料袋内,并将塑料袋封闭后再放入另一装有适量冰块的塑料袋内,连同伤员一起送往医院,争取断肢再植。

5. 肢体内异物 肢体内插入异物,不要拔出,应采取相应的固定措施。

6. 积极防治失血性休克。

## 【转运条件】

1. 必须采取有效的止血措施,且无活动性出血,骨折必须采取有效的固定措施。

2. 根据具体伤情决定具体的体位,休克患者取平卧位。

3. 确保静脉通道通畅。

4. 必要时吸氧。

5. 途中严密监控患者的意识、面色、呼吸、脉搏、心率、血压、周围循环及受伤部位等病情变化。

# 第六节 脊柱、脊髓损伤

脊柱、脊髓损伤,指外界暴力直接或间接作用于脊柱,造成脊柱骨折或脱位,并可伤及脊髓,导致外伤性截瘫,甚至危及生命的一种常见损伤。

## 【诊断要点】

### 一、受伤史

可有高空坠落、重物压砸、撞击及火器伤等可致脊柱、脊髓损伤的受伤史，多见于工伤、交通事故、地震等。

### 二、临床表现

（一）**单纯脊柱骨折或脱位**　受伤后局部剧痛、肿胀，出现后凸或侧凸畸形，局部压痛明显，出现不能站立、翻身困难等功能障碍。

（二）**脊髓损伤**　除脊柱骨折、脱位的表现外，还出现脊髓损伤节段以下的截瘫等。

1. 感觉减退或消失，可根据其范围判断脊髓损伤节段。

2. 运动障碍与反射改变，不能自主运动，肌张力改变，腱反射改变，出现病理征。

3. 排尿、排便功能障碍。

4. 呼吸困难，高位截瘫可因肋间肌瘫痪，胸式呼吸消失而依赖膈肌进行腹式呼吸，咳痰无力，可造成窒息。如果第四颈椎以上损伤，膈肌也可发生瘫痪，受伤后呼吸可以即刻停止。

### 三、X 线及 CT 检查可确诊

## 【即刻处理】

原则：避免加重脊柱、脊髓损伤，保护呼吸功能等，首要的是必须采取正确的固定和搬运方法。

## 一、采取正确的搬运方法

凡怀疑有脊柱、脊髓损伤的患者，尤其怀疑颈椎损伤者，均必须按脊柱、脊髓损伤处理，以免造成或加重损伤。正确的搬运方法是救治脊柱、脊髓损伤最首要的环节。

1. 必须就地检查、处理伤员，避免不必要的搬动和检查。

2. 均必须常规使用颈托固定颈部。

3. 必须采用铲式担架、真空担架或其他硬板担架搬运，并对患者头部及全身采取固定措施。

## 二、呼吸困难者

应及时行环甲膜穿刺或切开，亦可气管切开，用人工通气的方法维持呼吸功能。必要时吸痰，防止窒息。切忌气管内插管，以免加重颈髓损伤。如果患者呼吸停止，应立即进行人工呼吸。

## 三、药物治疗

尽早进行全身性药物治疗是极为重要的，可减轻脊髓肿胀、出血、坏死等继发性损伤。

1. 20% 甘露醇 500ml（或 1.5~2g/kg）快速静脉滴注，2~3次/d，连用 3~5 天。本药可减轻脊髓水肿，但应防止水、电解质平衡紊乱。

2. 地塞米松 10~20mg（静脉注射）应尽早应用（数小时内），1~2 次/d，连用 3~5 天。本药可维持细胞膜的完整性，具有抗炎、减轻水肿及抑制成纤维细胞活动，并能转化钠钾失衡，抑制溶酶体释放，减轻神经自溶破坏。

3. 纳洛酮 0.8~1.2mg 静脉注射后，继以 1.2mg 加入 5%

葡萄糖溶液 250~500ml 中静脉滴注。还有学者提出,纳洛酮 2mg/(kg·h),连续 4 小时。本药具有拮抗脊髓损伤后释放的内啡肽的作用,从而增加脊髓血流量,保存较多的脊髓白质。

### 四、高压氧治疗

送到医院内进行高压氧治疗,可改善脊髓缺氧、减轻坏死。但应在脊髓中心坏死前进行此项治疗。

### 五、手术

有手术指征者,应尽快到医院内手术治疗。

## 【转运条件】

1. 必须采用正确的搬运方法。颈部用颈托固定,并将患者全身固定在硬质担架上。
2. 确保气道通畅,必要时吸痰,防止窒息。
3. 保持静脉通道通畅。
4. 必要时心电监护。
5. 途中严密监控患者的意识、呼吸、心率、血压及体位等病情变化。

## 第七节　挤压综合征

挤压综合征,指人体四肢、躯干等肌肉丰厚的部位受到重物较长时间的压迫、或长期固定体位的自身压迫所造成的损伤。受压迫的肌肉组织大量变性、坏死,组织间隙渗出、水肿,表现为受压迫部位的肿胀、感觉障碍、运动障碍,以及以肌红蛋白血症、高钾血症为特征的急性肾衰竭。

## 【诊断要点】

### 一、有肢体受压史

多见于战争、地震等灾难导致的房屋倒塌；建筑工地及矿井等发生塌方；交通事故等导致的压伤等；日常也可见于急性一氧化碳中毒、催眠药过量等情况，患者处于昏迷状态，被动体位造成的"自压"。

### 二、临床表现

肌肉长时间受到压迫以后，发生缺血、变性、坏死。解除压迫后，可见局部高度肿胀、皮肤发硬、淤青、受压部位周围有水疱形成，患者自觉肢体麻木、运动障碍，甚至肢体远端苍白、发凉、动脉搏动消失。由于患者大量血浆渗入组织间隙，使得有效循环血量减少，从而发生休克，还可见茶褐色尿或血尿。由于肌肉大量坏死，血钾增高，发生心律失常等。血钾、肌酐、尿素氮和非蛋白氮增高。

### 三、临床分级

肌红蛋白尿是重要的诊断依据，可按伤情的轻重，肌群受累的容量和相应的化验检查结果的不同，将挤压综合征分为三级。

1. 一级　肌红蛋白尿试验阳性，磷酸肌酸激酶（CPK）＞10 000U（正常值130U），而无急性肾衰竭等全身反应者，若伤后早期不做筋膜切开减张，则可能发生全身反应。也有学者把一级称为"筋膜间隙综合征"，是挤压综合征的早期。此期如果处理正确，患者预后是较好的。

2. 二级 肌红蛋白尿试验阳性,磷酸肌酸激酶(CPK)>20 000U,血肌酐和尿素氮增高而无少尿,但有明显血浆渗入组织间,有效血容量丢失,出现低血压者。

3. 三级 肌红蛋白尿试验阳性,磷酸肌酸激酶(CPK)明显持续快速增高,少尿或闭尿、休克、代谢性酸中毒及高血钾症状明显。

## 【即刻处理】

### 一、一般处理

1. 尽快解除重物对伤员身体的压迫,使患者平卧休息,将受伤肢体放低,采取制动措施,并暴露在凉爽的空气中,也可用冷水降低伤肢的温度,以降低组织代谢、减少毒素吸收。禁止抬高、按摩、热敷伤肢。

2. 如开放性伤口有活动性出血,应立即止血、包扎。

### 二、碱性药的应用

可碱化尿液,避免肌红蛋白在肾小管中沉积,还可使细胞外钾移入细胞内,又可纠正代谢性酸中毒。

1. 碳酸氢钠 8g 加入 1 000~2 000ml 水中,再加入适量食盐和糖,给患者口服。

2. 如不能进食,可选 5% 碳酸氢钠溶液 150ml 静脉滴注。

### 三、纠正休克

尽早补充血容量,液体包括 0.9% 氯化钠溶液、平衡盐溶液、低分子右旋糖酐等。补液量不宜过多,基本保持出入量平衡。休克纠正后,每天总入量维持在 1 000ml 左右。

## 四、利尿

休克纠正后开始应用 20% 甘露醇注射液,每天用量为 1~2g/kg。快速滴入甘露醇可增加肾血流量,促进肌红蛋白的排泄,保护肾功能,也可选用呋塞米(速尿)。还应及时纠正酸中毒和电解质紊乱。

## 五、高钾血症的处理

高钾血症可对心脏有直接抑制作用和毒性作用,需及时处理。

1. 禁止患者摄入牛奶、水果等含钾食物,严禁使用含钾药物及输入库存血。

2. 10% 葡萄糖酸钙 20ml 静脉注射,1~3 分钟起效,作用持续 30~60 分钟,若 30 分钟后未见效,可重复使用。拮抗钾离子对心肌细胞膜作用的最快方法就是静脉注射葡萄糖酸钙或氯化钙。

3. 5% 碳酸氢钠溶液 60~100ml 静脉注射,随后 5% 碳酸氢钠溶液 100~200ml 静脉滴注。碳酸氢钠不仅可使钾离子转移到细胞内,高渗碱溶液还可增加血容量,使血清钾离子稀释。

4. 25% 葡萄糖溶液 250ml 加胰岛素 10~20U 静脉滴注或 10% 葡萄糖溶液 500ml 加胰岛素 12U 静脉滴注,30 分钟内起效,作用可维持数小时。

## 六、到医院内进行手术、透析治疗等

## 【转运条件】

1. 对伤肢进行处理,给予碱性药物。

2. 患者相对舒适的体位,避免压迫伤肢。

3. 尽量采取必要措施,保证生命体征平稳。

4. 确保静脉通道通畅。

5. 持续心电监护。

6. 途中严密监控患者的意识、呼吸、心率、心律、血压、周围循环及尿量,以及伤肢等病情变化。

# 第八节　烧　　伤

烧伤指各种热力、化学物质、电流及放射线等作用于人体后,造成特殊性损伤,重者可危及生命。

## 【诊断要点】

### 一、有烧伤史

有火焰、开水、蒸汽、热油、强酸、强碱、汽油、生石灰、磷、电流及放射线等烧伤史。常并发急性一氧化碳等毒气中毒、窒息、休克及外伤等。

### 二、伤情的判断

主要根据致伤因素、烧伤面积、烧伤深度、烧伤部位、年龄、有无外伤等并发症,以及烧伤前的体质状况等因素综合判断、分类。

#### (一)烧伤面积的估算

1. **手掌法**　伤员五指并拢,手掌面积相当于其本人体表面积的1%。适用于成人与小儿小面积烧伤的估算。

2. **中国九分法**　成人按体表面积计算,头颈部为9%(1个

9%）；双上肢为18%（2个9%）；躯干部（包括会阴1%）为27%（3个9%）；双下肢（包括臀部）为46%（5个9%+1%）。共为11×9%+1%=100%，适用于成人大面积烧伤。

（1）头颈部：9%×1。发际、面部、颈部各占30%。

（2）双上肢：9%×2。双上臂7%（各占3.5%）、双前臂6%（各占3%）、双手5%（各占2.5%）。

（3）躯干部：9%×3。躯干前面13%、躯干后面13%、会阴1%。

（4）双下肢：9%×5+1%。男性双臀5%（各占2.5%）、女性双臀6%（各占3%）、双大腿21%（各占10.5%）、双小腿13%（各占6.5%）、男性双足7%（各占3.5%）、女性双足6%（各占3%）。

3. 小儿烧伤面积估算　头颈部为9+（12－年龄）；下肢为46－（12－年龄）；躯干部及双上肢与成人的中国九分法相同。小儿手掌五指并拢与成人相同，均占全身体表面积的1%。

4. 注意事项

（1）烧伤面积的估计，应将不同烧伤深度的面积分别计算。

（2）呼吸道烧伤（吸入性损伤）不计算面积。

（3）烧伤面积过大时，可先估计出正常皮肤的面积，然后再从总体表面积中减去正常皮肤的面积即可。

**（二）烧伤深度的判断**

1. Ⅰ度烧伤　伤及表皮。局部干燥、灼痛、微肿发红、无水疱。3~5天痊愈。

2. Ⅱ度烧伤

（1）浅Ⅱ度烧伤：伤及生发层，甚至真皮乳头层。局部红肿、剧痛、出现水疱，基底创面鲜红、渗出多。1~2周痊愈。

（2）深Ⅱ度烧伤：伤及真皮深层。局部肿胀，表皮较白或棕黄、间有较小水疱,基底创面发白、微湿,可见小出血点或毛细血管网扩张、充血,水肿明显,疼痛较轻,拔毛试验微痛。

3. Ⅲ度烧伤　伤及皮肤全层或皮下、肌肉、骨骼。局部创面苍白、黄白、焦黄甚至焦黑、炭化,皮下静脉栓塞,痛觉消失,拔毛试验易拔而无痛。

**（三）烧伤严重程度的分类**

1. 轻度烧伤　烧伤面积在 10% 以下的Ⅱ度烧伤;小儿烧伤面积 5% 以下。

2. 中度烧伤　烧伤面积为 11%~30% 的Ⅱ度烧伤或 10% 以下的Ⅲ度烧伤;小儿Ⅱ度烧伤面积占 6%~15%,或Ⅲ度烧伤面积占 5% 以下。

3. 重度烧伤　烧伤面积为 31%~50% 的Ⅱ度烧伤或 11%~20% 的Ⅲ度烧伤,小儿烧伤面积占 16%~25%,或Ⅲ度烧伤面积占 6%~10%。如烧伤面积虽在 30% 以下,但出现休克或严重创伤,化学中毒或中、重度呼吸道烧伤,均为重度烧伤。

4. 特重烧伤　烧伤面积超过 50% 的Ⅱ度烧伤或烧伤面积超过 20% 的Ⅲ度烧伤。

5. 呼吸道烧伤(吸入性损伤)的判断　面部有烧伤、鼻毛烧焦、鼻前庭烧伤、咽部肿胀、咽部或痰中可有炭末、声音嘶哑。早期可闻及肺部广泛干鸣音,重者呼吸困难、窒息,喉部可闻及干鸣。呼吸道烧伤不计算面积。

## 三、烧伤性休克

属于低血容量性休克,主要是由于烧伤部位有大量血浆液自毛细血管渗出至创面和组织间隙,造成有效循环血量减少造成的。

## 四、几种特殊烧伤

### （一）强酸烧伤

1. 皮肤及眼烧伤部位呈灰白、黄褐或棕黑色,周围皮肤发红,界限分明,局部剧痛,面积大者可发生休克;眼烧伤可见角膜混浊,甚至穿孔,以致完全失明。

2. 经消化道进入,可见口唇、口腔、咽部、舌烧伤,患者口腔、咽部、胸骨后及腹上区剧烈灼痛,并有恶心、呕吐,呕吐物为大量褐色物及食道、胃黏膜碎片,可出现胃穿孔、腹膜炎、喉头痉挛或水肿。

3. 强酸类中毒时可出现头痛、头晕、恶心、乏力等,重者烦躁不安、惊厥、昏迷,以及肺水肿、肝肾损害等。

### （二）强碱烧伤

1. 皮肤烧伤　可见皮肤充血、水肿、糜烂,开始为白色,后变为红或棕色,并形成溃疡,局部剧痛;眼烧伤可引起严重的角膜损伤,以致失明。

2. 消化道烧伤　可出现口唇、口腔、咽部、舌、食道、胃肠烧伤。烧伤部位剧痛、恶心、呕吐、呕吐物为褐红色黏液状物,并有腹痛、腹泻、血样便、口渴、脱水。重者发生消化道穿孔,出现休克,还可发生急性肾衰竭及碱中毒等。

## 【即刻处理】

原则:立即消除致伤因素,解除窒息,纠正休克,保护创面,防治感染等并发症。

### 一、消除致伤因素,脱离危险环境

1. 立即脱掉着火的衣服;或立即用水浇灭火焰;或迅速

卧倒,就地滚动压灭火焰;或用棉被、大衣等覆盖灭火等。

2. 切忌带火奔跑、呼喊,以免火借风势,越烧越旺,造成呼吸道烧伤。

3. 为防止有毒气体中毒、窒息或呼吸道烧伤,可用湿毛巾等将手包裹捂住口鼻。同时,身体应放低姿式进入火场,因位置越高,烟雾及毒气浓度越大。

## 二、保护创面

1. 冷水冲洗　烧伤80%以上的损伤是余热造成的,烧伤后最首要的处理是尽快用15~25℃的冷水(可用自来水)冲洗或浸泡创面20分钟左右,以中和余热、降低温度,最大限度地缓解疼痛、减轻损伤、避免或减轻瘢痕的形成。不宜用冰,冰敷会导致创面下血管强烈收缩,不利于恢复。如为强酸、强碱或生石灰进入眼内,则更需认真、彻底冲洗。

2. 在冷水中解脱湿热衣物,如有粘连,可用剪刀沿伤口周围剪开,并将手表、手镯、戒指等摘掉,以防烧伤部位肿胀后无法摘掉,加重局部血液循环障碍。

3. 勿将水疱挑破,以免发生感染。

4. 用无菌或洁净的三角巾、纱布、床单等布类包扎创面,以免继续受到污染。

5. 创面禁止涂抹任何药物,尤其严禁涂抹牙膏、酱油、黄酱、碱面、草木灰等。

## 三、防止窒息

防止窒息,确保气道通畅,尤其呼吸道烧伤者可发生鼻腔、咽部红肿,特别是声门以上部位肿胀明显,使上呼吸道阻塞进行性加重。必要时可选用15号以上粗针头行环甲膜穿刺或切开,亦可行气管切开。

## 四、纠正休克

凡成人烧伤面积超过 20% 或小儿烧伤面积超过 10%，且有休克表现者，均应采取补液措施。可选用 6% 羟乙基淀粉、低分子右旋糖酐、0.9% 氯化钠溶液等。

## 五、积极防治其他伤害

各种有害气体中毒、外伤、感染、急性肾衰竭等。

## 六、几种特殊烧伤的处理

**（一）强酸烧伤**　立即终止强酸继续深入、吸收，积极对症处理。

1. 立即用大量清水　先用布类把强酸擦去，然后彻底冲洗创面及眼内至少 20 分钟以上。

2. 彻底冲洗后，烧伤创面可用无菌或洁净的三角巾、床单、被罩、衣服等包扎。

3. 眼内彻底冲洗后，可应用氢化可的松或氯霉素眼药膏或眼药水，并包扎双眼。

4. 消化道烧伤　立即口服牛奶、蛋清、豆浆、食用植物油等，每次 200ml；也可口服 2.5% 氧化镁溶液 100ml 或氢氧化铝凝胶 100ml，以保护胃黏膜。严禁催吐或洗胃，以免消化道穿孔；严禁口服碳酸氢钠，以免因生二氧化碳而导致消化道穿孔。

5. 剧烈疼痛者可选用镇痛、镇静药物。

**（二）强碱烧伤**　立即终止强碱继续深入、吸收，积极对症处理。

1. 皮肤及眼烧伤

（1）立即用大量清水彻底冲洗创面及眼内，直至皂样物质消失为止。

（2）皮肤创面彻底冲洗后，可用食醋或2%醋酸冲洗或湿敷，然后包扎。

（3）眼内彻底冲洗后（禁用酸性液体冲洗），可应用氯霉素等抗生素眼药膏或眼药水，然后包扎双眼。

2. 消化道烧伤后，立即口服食醋、柠檬汁、1%醋酸等，也可口服牛奶、蛋清、食用植物油等，每次200ml，以保护胃黏膜。严禁催吐或洗胃，以免发生消化道穿孔。

3. 剧烈疼痛者可选用镇痛、镇静药物。

（三）生石灰烧伤　　迅速清除石灰后，用大量流动的洁净冷水冲洗10分钟以上，尤其眼内烧伤，更应彻底冲洗。切忌将受伤部位用水浸泡，以免生石灰遇水产生大量热量而加重烧伤。

（四）磷烧伤　　迅速清除磷颗粒，尽快用清水彻底冲洗，然后再用5%碳酸氢钠溶液或食用苏打水湿敷烧伤创面，使创面与空气隔绝，以免磷在空气中氧化燃烧而加重烧伤。

（五）眼部烧伤　　凡眼部烧伤，严禁用手或手帕等揉擦，如为生石灰、强酸、强碱等烧伤，首先应立即用大量流动清水彻底冲洗。

## 【转运条件】

1. 烧伤部位应用冷水冲洗后覆盖。

2. 确保气道通畅，防止窒息。尽量采取必要措施，保证生命体征平稳。

3. 根据患者伤情采取相应的体位。

4. 凡中度及中度以上烧伤，均应保持静脉通道通畅。

5. 凡休克者均应积极采取抗休克措施。

6. 途中严密监控患者的意识、呼吸、脉搏、心率、血压、周围循环及烧伤部位等病情变化。

# 第二十九章　急　产

　　成熟或接近成熟的胎儿，自母体排出的过程称为分娩。正常分娩是自然的生理过程，但某些情况也可出现病理过程。急产指孕妇在医院以外的各种场合即将分娩，而事先没有准备，可利用当时的条件进行紧急处理。

## 【分娩过程与即刻处理】

### 一、分娩先兆

　　阴道有血性黏液流出，即见红。多数于 24 小时完成分娩。也有少数胎膜早破而有阴道流液。一般胎膜破后不久；随之出现宫缩，分娩无可避免。

### 二、临产征象

　　规律性宫缩伴有宫颈进行性扩张及胎先露下降为真正的临产征象。

　　（一）第一产程（开口期）　从有规律的宫缩开始至宫口完全开放为第一产程。此期，初产妇平均为 12~16 小时，经产妇平均为 6~10 小时。此期主要是观察宫口开放速度、先露下降情况及胎心变化。

　　（二）第二产程（娩出期）　从宫口开全至胎儿娩出为第

二产程。此期,初产妇为 1~2 小时,经产妇约为 1 小时内或只数分钟。此期应严格执行无菌操作,保证胎儿安全娩出,注意保护会阴。

1. 产妇取仰卧位,两腿分开、屈曲,用新洁尔灭常规消毒外阴。

2. 接生者戴口罩,洗手消毒,戴无菌手套。

3. 保护会阴及接产

(1)接生者站立于产妇右侧,当胎头拨露、产妇用力时,以左手扶胎头,使其缓慢排伸,扩展产道,宫缩开始消失时,使胎头充分俯屈下降;右手托住会阴,防止胎头过快娩出而撕裂会阴。

(2)胎头着冠时,用右手托住会阴以控制胎儿排出力量,左手帮助胎头仰伸。同时,嘱产妇在阵缩时张口哈气呼吸,不要用力向下屏气。如会阴皮肤于胎头着冠时变薄、发亮、发白或有出血,表示会阴即将撕裂,应立即行会阴切开术。

(3)胎头娩出后,立即清洁其口鼻,使呼吸道通畅,然后将胎头转向一侧,不宜使胎身娩出过快。此时如有脐带绕颈,应将脐带绕下,解除绕颈;如果脐带过短,应先将前肩娩出,再将脐带推移至胸部;如果脐带绕颈数周而无法推移时,可用两把止血钳夹住脐带,并在两把止血钳之间剪断脐带。

(4)将胎头下按,前肩即娩出,然后再将胎头上提,则后肩娩出。当两肩娩出后,胎儿全身也随之娩出。在两肩娩出前,右手始终托在会阴,以防撕裂。

## 三、新生儿的处理

(一)清理呼吸道  胎儿娩出后,及时清除口鼻腔内黏液及羊水,必要时用吸管吸出。新生儿大声啼哭表示呼吸道已通畅。如黏液、羊水已吸净仍无哭声,应将新生儿倒立提起,用一手拍打其足底部,促其啼哭。必要时口对口鼻人工呼吸,并可选用尼可刹米 0.125g、洛贝林 1mg 肌内注射。如仍无效,应迅速行气管内插管进行人工呼吸。

**(二)脐带的处理**　待脐动脉搏动消失后,可选用下列方法处理脐带。

1. 丝线结扎法

(1)用无菌纱布擦净脐周后,再用 2% 碘酒消毒、75% 酒精脱碘。

(2)用丝线(或无菌棉线等)在距脐根部 0.5cm 处结扎第一道,然后再距第一道 1cm 处结扎第二道。结扎松紧要适度,过松可出血,过紧可将脐带扎断。

(3)消毒结扎处脐带周围,在两道结扎处中间用消过毒的剪子将脐带剪断。

(4)用手挤压断端确无出血后,用 2% 碘酒消毒断面,碘酒不要接触新生儿皮肤,以免烧伤。待断面碘酒挥发后,用无菌纱布将其包好,再用绷带环绕腹部包扎。

2. 气门芯结扎法　用经消毒的自行车气门芯,长 0.3~0.5cm 即可。其操作方法如下。

(1)用止血钳闭合后穿入气门芯内,再张开止血钳夹住距脐根部 1.0~1.5cm 处。

(2)用另一止血钳闭合后穿入气门芯内,再张开止血钳夹住距第一把止血钳 1~2cm 处。

(3)在两把止血钳之间剪断脐带,并分别顺势将气门芯分别套在距脐根部 0.5~1.0cm 处及胎盘端脐带上即可。

(4)用无菌纱布及绷带包扎脐部。

3. 其他结扎法　如无上述条件时,亦可临时先用线在距脐根部 3~5cm 处结扎,不必剪断。可迅速送往医院处理。

**(三)眼睛的处理** 用 0.25% 氯霉素眼药水滴入眼内,防止眼炎。

**(四)其他** 注意保暖。

## 四、第三产程(胎盘期)

从胎儿娩出至胎盘娩出为第三产程。胎盘在 4~10 分钟剥离,出血量不超过 200ml。此期主要是处理胎盘及避免失血过多。

1. 胎儿娩出后,在会阴处放一消毒盘,测量出血量。

2. 观察胎盘剥离现象,用手轻压产妇下腹部,以了解子宫收缩情况,切勿挤压子宫。

3. 应用子宫收缩剂,可防止出血过多,加速胎盘剥离。胎儿娩出后方可选用以下药物。

(1)催产素 10U 肌内注射。

(2)麦角新碱 0.2mg 肌内注射。高血压者禁用。

4. 待胎盘剥离后,立即协助排出胎盘。

(1)胎盘剥离征象

1)子宫底上升,且变狭长而坚硬,子宫下段膨隆。

2)脐带下降,用手压迫耻骨联合上方不再回缩。

3)产妇有腹胀下坠感,并有阴道出血。

(2)当出现以上征象时,立即用手扶持子宫底,并向下推,另一手轻轻牵引脐带,在胎盘下降自阴道口排出时,双手托住胎盘,向一个方向旋转,同时向外牵拉,切勿撕破胎膜。如胎盘为母面剥离排出,于胎盘自阴道口排出时,将胎膜翻转包住母面再旋转胎盘,可减少胎膜断裂的可能。

5. 胎盘排出后,必须检查其是否完整,以防胎盘滞留。

## 五、大出血处理

产妇知有大出血,或发生失血性休克,必须建立静脉通道,纠正休克。

## 六、其他

如来得及应尽量到医院分娩,如有难产史、手术产史、胎盘滞留史、骨盆狭窄、胎儿过大、胎位异常、产前出血、妊娠中毒症及严重并发症(如心脏病等)均应坚持产前检查,并在预产期前到医院提前住院待产。

## 【转运条件】

1. 尽量采取必要措施,保证孕妇或产妇及新生儿生命体征平稳。

2. 有时遇有难产等情况,又无专科医师及设备条件时,则应迅速就近将孕妇或产妇及新生儿送往医院。

3. 注意保暖。

4. 必要时吸氧。

5. 必要时保持静脉通道。

6. 途中严密监控孕妇或产妇及新生儿的意识、面色、呼吸、脉搏、血压及子宫收缩、阴道出血等情况。

# 第三篇

# 常用急救技术操作

## 第一章　心肺复苏的徒手操作

心肺复苏(cardio-pulmonary resuscitation, CPR)的徒手操作,也称基础生命支持(basic life support, BLS),是针对由于各种原因导致的心搏骤停,在4~6分钟内必须采取的急救措施之一。

### 第一节　成人心肺复苏的单人徒手操作

#### 一、立即评估现场环境是否安全

急救人员进入现场前,必须迅速观察、了解整个现场环境情况,在确保安全的情况下方可进入现场,确保急救人员自身、患者以及现场其他人员的安全。

## 二、判断患者是否心搏骤停

1. 检查意识是否存在　轻拍患者双肩部,并高声询问:"喂! 你怎么啦?"(见图3-1-1-1)。

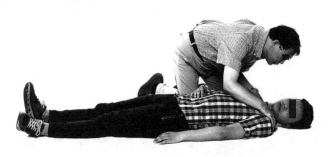

图3-1-1-1　检查意识是否存在

2. 如果患者意识丧失,立即用5~10秒的时间,观察患者胸腹部是否有起伏,如无起伏则无呼吸(或呈无效的叹息样呼吸),则绝大多数患者已经心搏停止(见图3-1-1-2)。

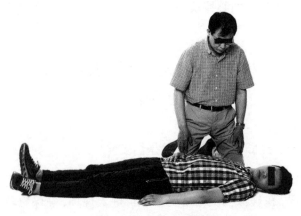

图3-1-1-2　检查有无呼吸

3. 在判断有无呼吸的同时,还可分别触摸患者双侧颈动脉是否搏动(见图 3-1-1-3)。也可用听诊器听取有无心音。

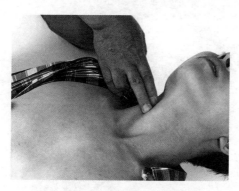

图 3-1-1-3　检查颈动脉是否搏动

## 三、启动 EMS(院前急救医疗服务系统)

立即拨打急救电话"120",并就近取来 AED(自动体外除颤器)。患者凡不是仰卧位,一律摆放成仰卧位,仰卧位在这里又称"复苏体位"。

1. 患者如为俯卧位或侧卧位,抢救者应迅速跪在患者身体一侧,将患者双上肢向上伸直,再将外侧下肢搭在内侧下肢上(见图 3-1-1-4A);一手固定其颈后部,另一手固定其一侧腋部(见图 3-1-1-4B);将患者整体翻转成为仰卧位,即头、颈、肩、腰、髋必须同在一条轴线上,同时转动,避免脊柱扭曲或弯曲,以防脊柱脊髓损伤。

2. 患者应仰卧在坚实的平面,而不应是软床或沙发。

3. 患者头部不得高于胸部,以免导致气道受压而影响气体交换,并可避免因脑血流灌注减少而影响心肺复苏的效果。

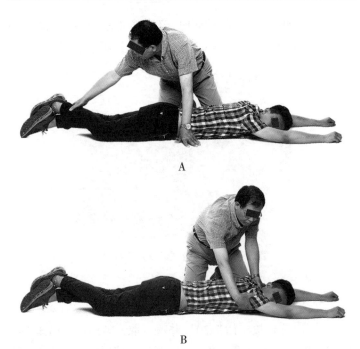

A

B

**图 3-1-1-4　摆放成复苏体位**

## 四、胸外心脏按压

胸外心脏按压是心肺复苏徒手操作过程中最重要的环节，是重建循环的重要方法，正确的操作可使心排血量达到正常时的 25%~30%、脑血流量可达到正常时的 30%，这就可以保证机体最低限度的需要了。胸外心脏按压的具体操作介绍如下。

1. 抢救者站立或跪在患者身体的任何一侧均可，身体对正患者乳头，两膝分开，与肩同宽；两肩正对患者胸骨上方,两臂基本伸直,肘关节不得弯曲;两臂基本垂直。以髋关节为轴,利用上半身的体重及肩、臂部的力量垂直向下按压胸骨。

2. 按压部位　原则上是胸骨下半部。准确的定位是心肺复苏徒手操作过程中重要的步骤之一。

(1)一手中指压在患者的一侧乳头上,手掌根部放在两乳头连线中点(见图3-1-1-5),不可偏左或偏右。否则,可发生肋软骨与肋骨分离或肋骨骨折。如果女性患者乳头偏下,可将一手中指置于一侧胸部第四肋间处。

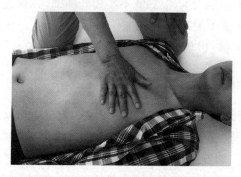

**图3-1-1-5　手掌根部放在两乳头连线中点**

(2)另一手重叠其上,手掌根部重叠,双手十指交叉相扣(见图3-1-1-6)。确保手掌根部接触胸骨正中位置。按压过程中,掌根部不要离开胸壁,以免因按压位置移动而发生肋骨骨折。

(3)按压深度:5~6cm,或使胸壁前后径的厚度下陷1/3。按压时以触摸到颈动脉搏动最为理想。

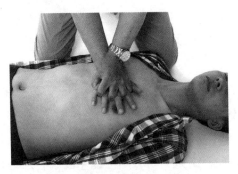

**图3-1-1-6 双手十指交叉相扣**

（4）按压频率：100~120次/min。

（5）放松时，手掌根部既不要离开胸壁，以保证按压位置始终准确；又不要对胸壁施加任何压力，以便每次按压后使胸廓充分回弹，以免回心血量减少。

## 五、开放气道

当心搏骤停后，全身肌张力下降，包括咽部肌张力下降，导致舌后坠，造成气道梗阻。如果使头部充分后仰，便可使气道开放。如发现口腔内有异物，如食物、呕吐物、血块、脱落的牙齿、泥沙、假牙等，均应尽快清理，否则也可造成气道阻塞。

开放气道采用压额提颏法：站立或跪在患者身体一侧，用一手小鱼际放在患者前额向下压迫；同时，另一手食、中指并拢，放在颏部的骨性部分向上提起，使得颏部及下颌向上抬起、头部后仰，使下颌角和耳垂的连线与患者平卧的平面垂直，气道即可开放（见图3-1-1-7）。

## 六、人工呼吸

可采用面罩 - 球囊、气管内插管 - 球囊、气管内插管 - 呼吸机等方法，下面介绍口对口吹气。

1. 立即用自己的嘴严密包绕患者的嘴，同时用食指和拇指紧捏患者双侧鼻翼，连续向患者肺内吹气（见图 3-1-1-8）。每吹 1 次气后，立即松开紧捏双侧鼻翼的手指。

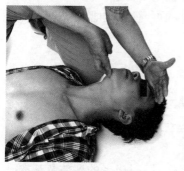

图 3-1-1-7　开放气道

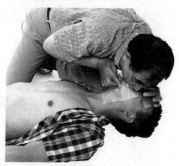

图 3-1-1-8　口对口吹气

2. 每次吹气持续 1 秒钟，吹气时见到患者胸部出现起伏即可。切勿过度吹气，以免胃部膨胀压迫肺脏使得肺通气量进一步减小，以及可能导致胃内容物反流而造成气道阻塞。

胸外心脏按压与口对口吹气的比例为 30：2，即每做 30 次胸外心脏按压后，立即做 2 次口对口吹气。按压应稳定地、有规律地进行，不要忽快忽慢、忽轻忽重，不要间断，以免影响心排血量；不要冲击式地猛压猛放，以免造成胸骨、肋骨骨折或重要脏器的损伤。

### 七、评估循环与呼吸

每做 30 次胸外心脏按压,再做 2 次口对口吹气,为 1 个循环(大约 2 分钟)。最初,做 5 个循环后,检查 1 次颈动脉是否恢复了搏动。如已恢复搏动,则应停止按压;如未恢复搏动则继续按压,以后每隔 5 分钟检查 1 次颈动脉搏动。用食、中指确定甲状软骨的位置,再分别滑向两侧胸锁乳突肌内侧缘、检查两侧颈动脉是否搏动,而绝不可选择桡动脉,每次检查时间不得超过 10 秒。有条件的可通过心电监护观察心律。

### 八、尽早心脏电击除颤

## 第二节　成人心肺复苏的
## 双人徒手操作

成人心肺复苏双人徒手操作时,对患者的评估及基本操作与单人操作相同。一人做胸外心脏按压,另一人保持气道通畅,做人工呼吸,并检查颈动脉搏动,评价按压效果。按压/通气比仍为 30∶2。操作开始的 2 分钟后检查 1 次颈动脉搏动,之后每 5 分钟检查 1 次,每次检查时间不得超过 10 秒钟。

# 第二章

**直流电转复术**

## 一、同步直流电转复

适用于阵发性室性心动过速、阵发性室上性心动过速及心房纤颤伴快速心室率者，尤其适用于伴心绞痛、心力衰竭、血压下降等血流动力学改变，以及药物治疗无效者。而洋地黄中毒、病态窦房结综合征、严重房室传导阻滞、低钾血症等，禁用此法。步骤如下。

1. 患者平卧于绝缘床上或地面上。

2. 吸氧。

3. 持续心电监护。

4. 建立静脉通道。

5. 做好气管内插管等复苏抢救准备。

6. 地西泮 20mg，缓慢静脉注射。同时，嘱患者数"1、2、3、4……"，直至神志朦胧、数数停止或睫毛反射消失，立即停止推药。

7. 将除颤电极板涂以导电膏，并分别放置于左侧腋前线的心尖水平处，与右侧胸骨旁第2~3肋间处，紧贴皮肤。

8. 检查除颤器同步性能，使之处于同步状态。

9. 充电能量 50~100J。

10. 充电完毕，周围人员离开床边，放电。

11. 同时,观察并记录心电监护图形。如无效,可重复电转复,每次增加能量50J。

12. 转复过程中与转复成功后,均须严密监控心率、心律、呼吸、血压、神志等病情变化。

## 二、非同步直流电转复

适用于心室颤动或心室扑动。上述同步直流电转复中除第6项不做外,第8项改为使除颤器处于非同步状态。

(一)单项波除颤器 首次除颤能量200J(焦耳)或4J/kg,第二次除颤可选200~300J,第三次除颤可选300~360J。

(二)双向波除颤器 选择除颤能量120~200J。双相波对室颤的除颤成功率明显高于单相波。最高可选择能量则不超过200J。

# 第三章 AED( 自动体外除颤器 )的使用

　　任何国家、任何厂家、任何品牌、任何型号的 AED，使用方法大同小异，而且对于患者和施救者都十分安全，只要开机后按照语音提示操作即可。AED 的具体操作方法大致如下。

　　1. 开机。

　　2. 按照语音提示与图示贴好电极片，1 个电极片放在胸骨右缘锁骨下方，另 1 个电极片置于左侧乳头外侧。

　　3. 语音提示：请不要接触患者，AED 自动分析患者心律，如为"室颤"则自动充电。

　　4. 充满电后，按语音提示，按下橘红色闪亮的按键，除颤完成。

　　实际施救者只有 3 步操作：开机—贴电极片—放电。

# 第四章 心脏泵的应用

心脏泵亦称胸外心脏按压器，是美国心脏联合会推荐使用的一种胸外按压的复苏装置。它是通过心脏泵的真空杯与人体的胸壁紧密相连，当每次按压后提起时，起到加强胸廓快速扩张这一过程，从而更加充分地发挥胸泵机制，降低胸内压，增加回心血量与心排血量，增加心肌再灌注，同时可避免肋骨骨折等损伤。适用于抢救心搏骤停，且体重在 50kg 以上的患者。操作方法如下。

1. 将真空杯的中心区置于患者两乳头连线中点，即徒手胸外心脏按压的位置，双手紧握心脏泵环形手柄。

2. 两臂伸直，两肩正对患者胸骨，用身体上半身的重量和肩臂部的主动力量垂直下压，并观察压力测定表的读数，平均以 40kg 的压力按压。下压后，双手紧握环形手柄垂直向上提起心脏泵，使胸廓充分扩张，并使压力测定表的读数在 9~15kg 范围内。向上提起时，可感到胸廓扩张的反抗力。在使用过程中，勿使真空杯离开胸壁或改变位置，压力读数始终保持在同一适当水平，尤其当操作者感到越来越疲乏时更应注意。

3. 按压时，胸廓"软硬"程度直接影响压力读数的变化。如按压时感觉很容易，则应使用 30kg 的压力；如按压时比较困难，则应使用 50kg 的压力。相当于按压深度 5~6cm，提起 7~9cm。

4. 按压频率为 100~120 次 /min。

5. 心脏泵按压与人工通气的比率，双人抢救为 30∶2。

# 第五章 气管内插管术

气管内插管术,适用于心搏、呼吸骤停和呼吸衰竭、呼吸肌麻痹等患者。操作步骤如下。

1. 患者仰卧位,撤掉枕头。清除口腔内假牙、血块、呕吐物及分泌物后,使头部充分后仰,使耳垂与下颌角连线同患者身体长轴垂直,口、咽、喉三点呈一直线。

2. 左手持喉镜,右手将患者上、下齿分开,将喉镜叶片沿口腔右颊侧置入,将舌推向左侧,即可见到悬雍垂。再继续深入,即可见到会厌,把喉镜向上提起(不能将牙齿当支点),并挑起会厌,充分暴露声门。

3. 右手持气管导管,对准声门,插入 8~9cm(气囊越过声门 1~2cm 即可)。如有管芯,立即拔出。然后,用注射器向导管囊内注入空气 5~7ml。

4. 连接简易呼吸器,挤压呼吸器气囊,同时用听诊器听取呼吸音,如有呼吸音,立即退出喉镜,用胶布将气管导管与牙垫固定。亦可连接呼吸机及氧气。

5. 注意事项

(1)气管导管插入过深,易进入右侧支气管内,而造成左侧肺不张,左侧呼吸音消失;插入过浅易脱落或导管气囊压迫声门引起水肿或缺血。

(2)气管导管内,如有分泌物应及时吸出。

（3）气管导管气囊每 2 小时放气 1 次，每次 5~10 分钟，以免气管受压迫时间过长而坏死。留置气管导管一般不超过 48 小时。

（4）在心肺脑复苏中，经气管内给药可将肾上腺素、阿托品等药物稀释至 10ml，用导尿管或一次性输液器塑料管（30~40cm 长）连接注射器，将其远端通过气管导管送至气管分叉处（体表投影即胸骨角处）注入药液，然后加压呼吸，以促使药物在肺内扩散吸收。

# 第六章 环甲膜穿刺及切开术

1. 患者取仰卧位,撤掉枕头,肩部垫起,头部后仰。

2. 穿刺或切开的位置,在环状软骨与甲状软骨之间正中处,可触到一凹陷,即环甲膜,此处仅为一层薄膜,与呼吸道相通,为穿刺或切开的位置。

3. 局部常规消毒后,以 1% 普鲁卡因 1ml 局部麻醉。

4. 术者左手手指消毒后,以食、中指固定环甲膜两侧,右手持注射器从环甲膜垂直刺入,当针头刺入环甲膜后,即可感到阻力突然消失,并能抽出空气,患者可出现咳嗽反射。

5. 注射器固定于垂直位置,可注入少量表面麻醉剂,如丁卡因等。然后再根据穿刺目的进行其他操作,如注入药物或换 15~18 号大针头刺入,以解除气道阻塞造成的通气障碍等。

6. 做环甲膜切开时,可在环甲膜处做 1 个 1.5~2.0cm 的皮肤横切口,然后用刀尖将环甲膜切开,并用止血钳将切口稍行扩大,然后置入气管套管或塑料管、钢笔杆等替代物。

7. 如发生皮下气肿或少量出血,可对症处理。

# 第七章

# 气道内异物的排除手法

气道内进入异物，可完全或不完全阻塞气道，导致通气功能障碍，如不迅速排除气道内异物，严重者可窒息、死亡。遇到这种情况，必须立即选用以下手法将气道内异物排除，以解除气道阻塞。

## 一、海姆立克急救法

（一）成人上腹部冲击法　此法通过冲击上腹部，抬高膈肌而使肺内气体排出，造成人工咳嗽，从而排除气道内异物，解除气道阻塞。为避免胸腹部的损伤，抢救者的手不得放在患者的胸骨、剑突上或肋弓上，手应在脐以上两横指的中线部位。但本法可造成胃内容物反流，甚至剑突、肋弓骨折、肝脾等内脏破裂。

1. 患者立位（或坐位）时的上腹部冲击法　适用于意识清楚的成人患者。患者取立位，抢救者站在患者身后，一腿在前，插入患者两腿之间呈弓步，另一腿在后伸直（见图 3-7-0-1A）；同时双臂环抱患者腰腹部，一手握拳，拳眼置于脐与剑突之间（见图 3-7-0-1B），另一手固定拳头，并突然连续用力向患者上腹部的后上方快速冲击，直至气道异物排出或患者意识丧失（见图 3-7-0-1C）。

2. 患者卧位时的上腹部冲击法　适用于意识丧失的患

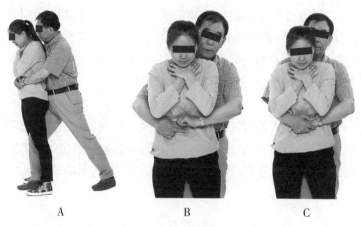

A B C

图 3-7-0-1 成人上腹部冲击法

者。抢救者骑跨于患者大腿两侧,将一手掌根部置于患者脐上两横指的正中部位,另一手重叠于第一只手上,并突然连续、快速、用力向患者上腹部的后上方冲击,每冲击 5 次后,检查 1 次口腔内是否发现异物。

**（二）成人胸部冲击法**

1. 患者立位(或坐位)时的胸部冲击法 此法仅用于妊娠后期或异常肥胖者。抢救者站在患者身后,双臂由患者腋下环抱其胸部,一手握拳,拳眼置于两乳头之间,避开剑突及肋弓;另一手握住第一只手的拳头,并突然向后上方反复冲击患者胸部,直至异物排出或患者意识丧失(见图 3-7-0-2)。

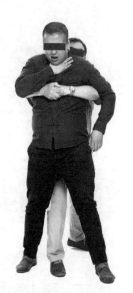

图 3-7-0-2 患者立位胸部冲击法

279

2. 患者卧位时的胸部冲击法　此法仅用于妊娠后期及意识不清的异常肥胖者。患者取仰卧位，抢救者跪于患者身体的一侧，手放置的位置、姿势与胸外心脏按压相同，反复冲击，每冲击 5 次检查 1 次口腔中是否发现异物，直至异物排出（见图 3-7-0-3）。

**（三）成人拍背法**　患者取侧卧位，抢救者一手扶住患者肩部，让患者尽量弯腰，另一手掌迅速有力地拍击患者两肩胛骨之间的部位，直至异物排出或患者意识丧失（见图 3-7-0-4）。

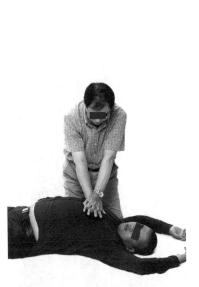

图 3-7-0-3　患者卧位胸部冲击法

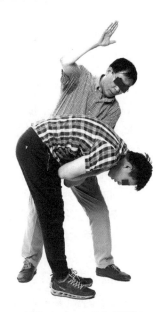

图 3-7-0-4　成人拍背法

## 二、婴儿气道异物梗阻的手法排除

适用于 1 岁以下的婴儿。高声呼救的同时，一手固定下颌部,面部朝下、头低臀高,另一手掌根部连续叩击间胛间区 5 次(见图 3-7-0-5);再将婴儿翻转成面部朝上、头低臀高位,检查口腔内有无异物,如无异物,立即把患儿身体翻转为仰卧位,头低臀高,用食、中指连续冲击两乳头连线正下方 5 次(见图 3-7-0-6)。2种方法如此反复交替进行,直至异物排出。

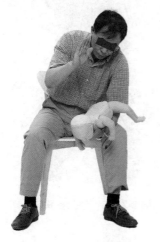 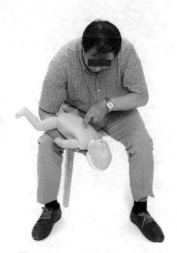

图 3-7-0-5　婴儿拍背法　　　　图 3-7-0-6　婴儿胸部冲击法

### 三、幼儿气道异物梗阻的手法排除

（一）上腹部冲击法　适用于 1~8 岁意识清楚的患儿,抢救者在患儿身后,坐在椅子上或单腿跪地,一手 2~3 横指放在患儿脐上一横指,另一手 2~3 横指重叠其上,向后上方连续冲击,直至气道异物排出或患者意识丧(见图 3-7-0-7)。

（二）幼儿拍背法　适用于 1~8 岁意识清楚的患儿,也适用于意识丧失的患儿。抢救者坐在椅子上或单腿跪在地上,把儿童腹部放在抢救者大腿上,头部放低,臀部抬高,连续用手掌根部拍打患儿的两肩胛骨之间(见图3-7-0-8)。如果患儿意识丧失,每拍背5次,检查一次异物是否排出。

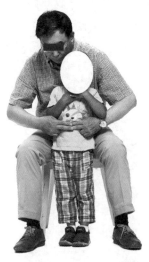

图 3-7-0-7　幼儿上腹部
　　　　　冲击法

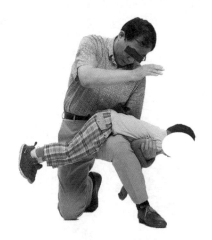

图 3-7-0-8　幼儿拍背法

# 第八章

**胸腔穿刺术**

胸腔穿刺术,适用于气胸、血胸减压等。

## 一、患者取半卧位或坐位

## 二、穿刺部位

**(一)气胸穿刺部位** 患侧锁骨中线稍外第2肋间。

**(二)血胸穿刺部位** 一般选用叩诊呈实音、听诊呼吸音消失的部位。伤侧腋后线第7或第8肋间、腋中线第6或第7肋间、腋前线第5肋间。

## 三、操作步骤

1. 常规局部皮肤消毒。

2. 术者戴无菌手套,铺无菌孔巾,用1%~2%普鲁卡因注射液沿下一肋骨上缘进针,自皮肤至胸膜逐层麻醉。

3. 麻醉后,用胸腔穿刺针(止血钳夹住胶管)沿原麻醉点缓慢进针,方向与胸壁垂直,至阻力突然消失,即表示进入胸膜腔,松开止血钳,抽出气体或积血。助手用止血锚固定穿刺针,以防针头脱出或过深,注射器抽满后,再夹住胶管。然后,排出注射器内气体或积血。如此反复进行。

4. 抽气或抽血完毕,覆盖无菌敷料,再用胶布固定。

# 第九章 心包穿刺术

心包穿刺术的目的，为抽出心包积血或积液，以迅速解除急性心脏压塞症状。

1. 患者取半卧位，休克者取 30°角半卧位。

2. 穿刺部位

（1）取剑突与左肋弓交点处进针，针头与腹壁呈 30°~40°，针头沿胸骨后稍向脊柱、心底部及左肩方向缓慢进针，直至阻力突然减小，亦可边进针边回抽。一般进针 3~5cm 即可达到心包。

（2）取左侧锁骨中线第五或第六肋间，心脏叩诊实音区的左侧，针头自上向下后方进针。

3. 穿刺步骤

（1）常规局部皮肤消毒，同时心电监护。

（2）术者戴无菌手套，铺无菌孔巾，用 1%~2% 普鲁卡因行局部及心包壁层麻醉。

（3）麻醉后，将胶管折叠或用止血钳夹住，以免空气进入心包，然后将穿刺针继续刺入心包内，抽出积血或积液。抽毕，拔出针头，局部覆盖敷料，以胶布固定。

# 第十章 三腔两囊管的应用

三腔两囊管适用于食管、胃底静脉曲张破裂出血者。

1. 三腔两囊管有胃囊与食管囊 2 个气囊。3 个管腔中，有 2 个管腔分别与胃囊及食管囊相通，另一管腔与其末端开口相通。使用前，必须检查管腔是否通畅，气囊是否漏气。

2. 三腔两囊管 60cm 刻度以下及气囊表面涂以液体石蜡，并嘱患者口服液体石蜡 20ml。

3. 将三腔两囊管自患者一侧鼻孔插入食管内，随其吞咽动作缓缓送至 60cm 刻度处。送管过程中，如患者出现呛咳，应考虑是否误入气管内。

4. 送入三腔两囊管后，先用注射器向胃囊内注入空气约 200ml，可用血压计去掉袖带直接测压，使囊内压达到 50~60mmHg，并扎紧管腔开口。然后，将三腔两囊管向外牵拉，以使胃囊紧紧压迫胃底静脉而达到止血目的。

5. 如仍有出血，再向食管气囊内注入空气约 100ml，压力为 30~40mmHg，并扎紧管腔开口。最后，用胶布将三腔两囊管固定于鼻孔外。

6. 每 12 小时将气囊放气 1 次，每次 10~20 分钟。3 天后可将三腔两囊管取出，取管前先口服液体石蜡 20ml，并抽尽气囊内残气，夹住开口处，观察 12~24 小时，如无再度出血，可将三腔两囊管缓缓拔除。

# 第十一章　洗胃器的应用

洗胃器用于需要洗胃而又无电动洗胃机时,尤适用于院前急救中洗胃。

1. 患者取侧卧位或仰卧位,清除口腔内异物。

2. 用左手分开患者的口,必要时使用开口器。

3. 将带有漏斗的胃管前端涂以液体石蜡,以右手拇指与示、中指持胃管,缓缓插入食管内,当胃管前端进入食道后,立即提高漏斗端。如患者出现呛咳、呼吸困难,说明已误入气管内。

4. 将胃管插入深度至50cm刻度处即可。

5. 检查胃管确实插入胃内无误(抽出胃液)后,可将漏斗提高,至少高出患者头部50cm,并将灌洗液300ml缓缓灌入。

6. 灌入液体后,再将漏斗放低,低于患者头部,胃内液体即可流出。如胃管中段有一球囊者,可挤压球囊,以加快液体流出速度。

7. 当胃管中液体流出停止后,再将漏斗抬高,继续灌入洗液。如此反复洗胃。

8. 注意事项

(1)强酸、强碱中毒禁止洗胃,以免胃穿孔。

(2)每次灌入液体300ml,不得超过500ml,以免胃内压力增高,反而促使毒物进入肠道而被吸收。

（3）水温以接近体温为宜，最好为 38~40℃。如水温过高，可使胃肠道毛细血管扩张，反而促进毒物吸收；水温过低，可使胃痉挛，反而促使毒物进入肠道吸收，还可使胃黏膜皱壁收缩，使毒物不易洗出。

（4）洗胃过程中，应多次变换患者体位，并轻轻按摩，以便胃内各部位均能洗到。

（5）洗胃应反复多次进行，直至洗出液清亮透明，无色无味。总量应达 10 000~20 000ml 以上，并注意出入量必须一致。

（6）第 1 次抽出液或洗出液应留作毒物分析。

# 第十二章 静脉切开术

静脉切开术，适用于需要紧急抢救而静脉穿刺失败者。操作步骤如下。

1. 患者取仰卧位，下肢外旋，使手术区充分暴露。

2. 以内踝上方 3~5cm 处大隐静脉为中心，局部常规消毒后，以 1%~2% 普鲁卡因做局部浸润麻醉。

3. 在大隐静脉处，做一长 1.5~2.0cm 横向皮肤切口。切勿过深，以免伤及血管。

4. 用小弯止血钳将静脉与皮下组织分离。

5. 用小弯止血钳在静脉下面引过 2 根丝线，并将静脉的远端结扎，近端的丝线暂不结扎。

6. 牵引已结扎的丝线，将静脉提起，刀尖斜向近心端，在静脉壁上剪一小斜口，然后将已经准备好的塑料管（将一次性输液器上的针头剪掉，塑料管剪出斜面，斜面不可太锐利，以免刺破静脉）插入静脉斜口内约 3cm。观察液体输入是否通畅、局部有无肿胀、血管是否穿破等。

7. 将近端丝线结扎，以固定塑料管于静脉腔内。

8. 缝合皮肤切口后，以无菌敷料覆盖，胶布固定。必要时，用绷带及木板或硬纸板固定肢体。

9. 塑料管留置时间不要超过 5 天，以免发生静脉炎或血栓形成。如发生静脉炎，应拔除塑料管，并抬高患肢，局部热敷，适当给予抗菌药物。

# 第十三章

# 外伤四大基本救护技术

针对各种意外伤害，及时、正确地应用止血、包扎、固定、搬运 4 大基本现场救护技术，往往可使伤员转危为安，降低致残率、死亡率。这 4 大救护技术均为在现场采取的临时急救措施，并根据情况进行其他必要的紧急处理，如抗休克、对症处理后，随即应将伤员尽快安全送往医院进行后续救治。

## 第一节 止 血

血液是维持生命活动的重要物质，成人全身总血量约占自身体重的 8%。当出血量达到全身总血量的 20% 时，则可发生休克；当出血量达到全身总血量的 40% 时，则可迅速危及生命。出血的危险程度不仅与破损血管的口径有关，也与出血的速度成正比。如心脏、胸主动脉、腹主动脉、颈动脉、锁骨下动脉、肱动脉及股动脉等大血管破裂出血，往往来不及送往医院，可于数分钟内在现场死亡；中等口径的血管破裂出血，也可迅速导致休克而危及生命。可见，急性大出血是人体受伤后早期致死的主要原因。因此，在现场采取及时、有效的止血措施是挽救生命最首要的环节。

## 一、出血的类别

### （一）按损伤的血管分类

1. 动脉出血　颜色鲜红，血液从伤口喷射而出，危险性大。

2. 静脉出血　颜色暗红，血液从伤口持续涌出，与动脉破裂出血相对比危险性小。但大静脉断裂，同样十分危险，如颈静脉内呈负压，断裂后立即将空气吸入心腔，而使心脏无血可排，同样可导致当即死亡。

3. 毛细血管出血　颜色鲜红，血液从创面呈点状或片状渗出，危险性极小。

### （二）按出血的部位分类

1. 外出血　受伤后，血液通过破损的皮肤、黏膜流至体外，可从体表见到流出的血液，极易识别。

2. 内出血　深部组织、器官损伤，血液从破裂的血管流入组织、器官的间隙或体腔内或经气道、消化道、尿道排出，而未通过破损的皮肤、黏膜流出，体表见不到流出的血液。如颅内血肿、肝脾破裂等。

## 二、常用止血方法

### （一）直接压迫伤口

止血法　出血部位覆盖敷料、手帕等后，以手指或手掌直接用力压迫，一般压迫 5~10 分钟，出血往往可以停止，再选用加压包扎止血法等（见图 3-13-1-1）。

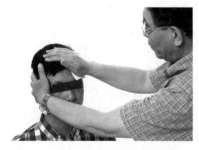

图 3-13-1-1　直接压迫伤口止血法

（二）指压止血法　抢救者用手指将出血部位近端的动脉血管按压在骨骼上，使血管闭塞、血流中断而达到止血的目的。这种方法是用于动脉破裂出血的临时止血措施，虽可立竿见影，但不宜持久采用，随即应根据具体情况再选用其他有效的止血方法，如加压包扎止血法、填塞止血法、止血带止血法等。

1. 颞浅动脉　站在伤员伤侧，一手固定其头部；另一手拇指垂直压迫伤侧耳屏前上方凹陷处，可感到动脉搏动，其余四指托住下颌（见图3-13-1-2）。用于前额、颞部、头顶的动脉破裂出血。

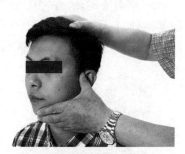

图3-13-1-2　颞浅动脉指压止血法

2. 枕动脉　抢救者站在伤员侧后，一手拇指压迫伤侧胸锁乳突肌与斜方肌之间（乳突后下方）。用于枕部动脉破裂出血（见图3-13-1-3）。

3. 面动脉　在伤员伤侧后，一手固定伤侧头部；另一手拇指在下颌角前上方1.5cm处，向下颌骨方向垂直压迫，其余四指托住下颌（见图3-13-1-4）。用于颌面部动脉破裂。

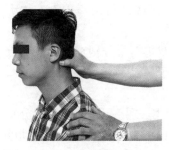

图3-13-1-3　枕动脉指压止血法

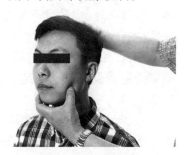

图3-13-1-4　面动脉指压止血法

4. 颈动脉 一手拇指在伤侧的胸锁乳突肌内侧缘动脉搏动处,向颈椎方向垂直压迫,其余四指固定在颈后部(见图 3-13-1-5)。用于颈动脉破裂的大出血,且压迫其他部位无效时。非紧急情况勿用此法。此外,不得同时压迫两侧颈动脉。

5. 锁骨下动脉 在伤员伤侧,一手拇指在锁骨上窝中点动脉搏动处,向下垂直压迫,其余四指固定肩部(见图 3-13-1-6)。用于肩部、腋窝及上肢动脉破裂出血。

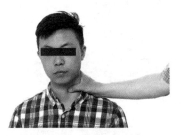

图 3-13-1-5 颈动脉指压
止血法

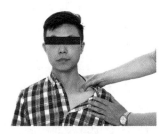

图 3-13-1-6 锁骨下动脉指压
止血法

6. 肱动脉 站在伤员一侧一手握住伤肢腕部,将上肢外展外旋,并屈肘抬高上肢,另一手拇指在上臂肱二头肌内侧缘动脉搏动处,向肱骨方向垂直压迫(见图 3-13-1-7)。用于手部、前臂及上臂的动脉破裂出血。

7. 尺、桡动脉 面对伤员,双手拇指分别在腕横纹上方两侧动脉搏动处垂直压迫。用于手部动脉破裂出血(见图 3-13-1-8)。

8. 指动脉 一手握住伤员手腕;另一手拇指、示指分别压迫伤指根部左右两侧(见图 3-13-1-9)。此法用于手指动脉破裂出血。

9. 股动脉　两手拇指重叠放在腹股沟韧带中点稍下方的动脉搏动处,用力垂直向下压迫,两手其余四指固定大腿(见图 3-13-1-10)。亦可直接用手掌、拳头或足跟部垂直压迫股动脉。用于下肢动脉破裂的大出血。

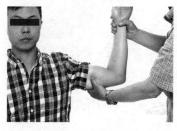

图 3-13-1-7　肱动脉指压止血法

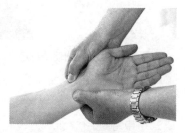

图 3-13-1-8　尺桡动脉指压止血法

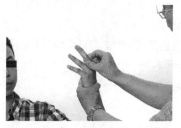

图 3-13-1-9　指动脉指压止血法

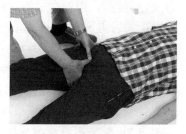

图 3-13-1-10　股动脉指压止血法

10. 腘动脉　双手拇指重叠,放在腘横纹中点动脉搏动处,垂直向下压迫,两手其余四指固定膝部(见图 3-13-1-11)。用于小腿及足部动脉破裂出血。

11. 足背及胫后动脉　两手拇指分别压迫足背第一、二跖骨之间近脚腕处(足背动脉)及内踝后侧处(胫后动脉),两手其余四指分别固定足部与踝部(见图 3-13-1-12)。用于足部动脉破裂出血。

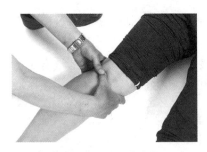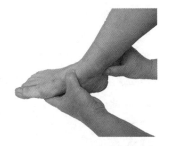

图 3-13-1-11　腘动脉指压　　　图 3-13-1-12　足背及胫后
止血法　　　　　　　　　动脉指压止血法

（三）**加压包扎止血法**　伤口覆盖较厚敷料后，再用绷带或三角巾等适当增加压力包扎。

（四）**填塞止血法**　用于腹股沟、腋窝、鼻腔、宫腔出血以及非贯通伤、组织缺损等。用无菌或洁净的布类填塞伤口，填满压紧后再选用加压包扎止血法。

（五）**止血带止血法**　此法是用于四肢大动脉破裂大出血时的重要救命方法。如果使用不当，也可造成远程肢体缺血坏死、神经损伤、急性肾衰竭等。

1. 使用止血带的注意事项

（1）止血带不要直接结扎在皮肤上，应先用三角巾、毛巾或衣服等做成平整的衬垫垫好，在结扎止血带。

（2）结扎止血带的部位应在伤口的近端。上肢结扎在上臂的上 1/3 段，避免结扎在中 1/3 以下，以防损伤桡神经；下肢结扎在大腿中段。也有学者主张把止血带结扎在靠近伤口的部位，有利于最大限度地保存肢体。

（3）止血带松紧要适度，以停止出血或远程动脉搏动消失为度。过紧可造成局部神经、血管、肌肉等组织的损伤；过松往往只压迫住静脉，使静脉血液回流受阻，而动脉血流未被阻断,形成有动脉出血而无静脉回流,反而使得有效循环血量更加减少,从而导致休克或加重休克,甚至危及生命。

（4）禁用无弹性的铁丝、电线、绳子等作为止血带使用。

（5）解除止血带,应在补充血容量与其他有效的止血措施后进行。如组织已明显广泛坏死,在截肢前则不宜松解止血带。

2.使用止血带的操作

（1）卡扣式止血带止血法:卡扣式止血带是由塑料卡扣和伸缩带两部分组成,使用更加方便、易学、快捷、可靠。结扎时先将止血带放在上臂上 1/3 处,把塑料卡扣插入卡槽内,再拉紧伸缩带,松紧适中(见图 3-13-1-13)。

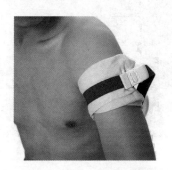

**图 3-13-1-13　卡扣式止血法**

（2）橡皮止血带止血法:用橡胶管,如听诊器胶管等,其弹性好,易使血管闭塞,但口径过细易造成局部组织损伤。先在准备结扎的部位加好衬垫,分别以左手拇指与示、中指拿好止血带一端 10cm 处,右手拉紧围绕肢体的止血带缠绕 1 周,并压住止血带的起始端(见图 3-13-1-14A);然后再缠绕第 2 周,并将止血带的末端用左手示、中指夹紧,向下拉出即可(见图 3-13-1-14B)。还可将止血带末端穿入结内拉紧,使之不会脱落(见图 3-13-1-14C)。

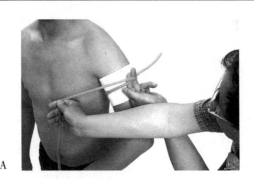

A

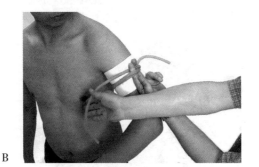

B

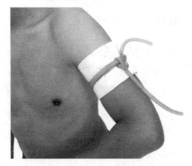

C

图 3-13-1-14　橡皮止血带止血法

（3）绞紧止血法：可根据当时情况，就便取材，如三角巾、围巾、领带、衣服、床单、窗帘等均可利用，将其折叠成平整的条带状，即可作止血带使用。先将止血带中点放在肢体前面，平整地将止血带的两端向后环绕 1 周作为衬垫，交叉后向前环绕第 2 周，并打 1 个活结（见图 3-13-1-15A）；将 1 个绞棒（铅笔、筷子、勺子、树枝等均可）的一端插入活结外侧下面（见图 3-13-1-15B），然后旋转绞紧至远端动脉搏动消失（见图 3-13-1-15C）；再将绞棒的另一端插入活结套内，将活结拉紧（见图 3-13-1-15D）；最后将止血带两端环绕到肢体后面打结即可（见图 3-13-1-15E）。

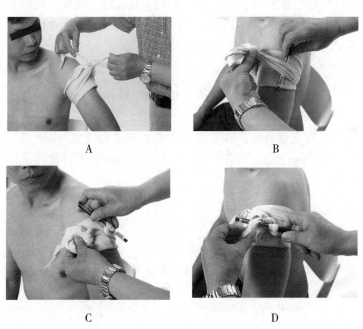

A

B

C

D

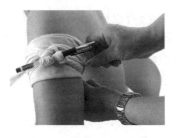

E

**图 3-13-1-15　绞紧止血法**

（4）旋压式止血带：打开自粘带，将止血带套在上臂的上 1/3，拉紧自粘带，向反向粘贴，不要盖住旋棒。再旋转旋棒至出血停止，将旋棒卡在固定板卡槽中，粘紧自粘带，并置于旋棒之上，用固定搭扣固定住自粘带和旋棒。

# 第二节　包　扎

包扎是各种意外伤害院前急救的重要措施之一，受伤部位经有效止血后，均应用绷带、三角巾或衣服等替代品进行包扎。

## 一、包扎的目的

1. 包扎时施加压力，可起到止血作用。
2. 保护伤口，避免再损伤与再污染。
3. 固定敷料与夹板。
4. 扶托伤肢，减轻痛苦，并有心理安慰作用。

## 二、绷带包扎与三角巾包扎的要求

轻、准、快、牢、美。

1. 避免碰触伤口，以免加重损伤、出血、污染与痛苦。

2. 迅速充分暴露伤口，以便准确判断伤情。

3. 严重损伤，禁止用水冲洗，不要涂以任何药物。

4. 先用无菌敷料或洁净的手帕、毛巾等覆盖伤口，再行包扎。

5. 绷带内侧面向上，绷带包扎四肢应由下而上。

6. 绷带包扎的起始端及结束时，均应重复两周环形包扎后再固定，绷带包扎尽量结束于肢体外侧。

7. 包扎松紧适度，以免脱落或压迫局部而造成神经、血管、肌肉等组织的损伤。

8. 避免在受伤部位或坐卧时受压的部位打结。

9. 四肢损伤应尽量暴露末端，以便随时观察血液循环情况。

## 三、常用的包扎材料及方法

院前常用的包扎材料为绷带、三角巾以及就便取材，而四头带与多头带在实际院前急救工作中已不使用。

1. **绷带**　绷带有不同长度与宽度，可根据伤员身材的大小、伤口的部位与范围等具体情况分别选择不同长度与宽度的绷带。

2. **三角巾**　制式三角巾为一等腰三角形，底边长 130cm，两侧边各长 85cm，三角巾高 65cm，顶角带长 45cm；亦可将1 块边长 85~100cm 的正方形普通白布或纱布对角剪开，即成2 块三角巾；如再将三角巾对折剪开，又可分成 2 块小三角巾；

三角巾可根据使用时不同的需要折叠成不同宽度的条带状或燕尾巾等。折叠条带状时,均应对折,将三角巾的顶角与底边折叠在条带的当中。

3. 就便取材 如无专用包扎材料,则可就便取材,如洁净的床单、窗帘、毛巾、围巾、衣服等布类均可容易得到、巧妙利用。

4. 常用的包扎方法 主要介绍绷带与三角巾的包扎方法,这两种方法最为实用、用途最广泛。

(1)绷带包扎法

1)环形包扎法:绷带稍斜放于伤口处,做第 2 周缠绕后,将第 1 周斜出的一角反折,再继续缠绕第 3、4 周,将斜角压住,然后继续缠绕,每 1 周压住前 1 周。此法主要用于包扎腕部、踝部、额部及身体粗细相近的部位以及各种绷带包扎方法的起始端,是最基本的包扎方法。

2)螺旋包扎法:包扎时先按环形包扎法包扎 2、3 周后,再斜行向上继续缠绕,每周压前 1 周的 1/2~2/3。此法主要用于包扎四肢。

3)螺旋反折包扎法:先按环行包扎法固定起始端,再按螺旋包扎法包扎,但每周将绷带反折一次。反折时,以一手拇指压住绷带正中处,另一手将绷带向下反折,再继续如此包扎(见图 3-13-2-1)。此法主要用于包扎前臂、小腿等粗细不等的部位。

4)"8"字形包扎法:在关节弯曲的上、下两方,先将绷带由下向上缠绕,再由上而下呈"8"字来回缠绕(见图 3-13-2-2)。此法主要用于包扎手、腕、肘、膝、足、踝、肩、髋等关节部位以及手、足部损伤。

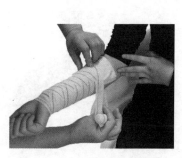
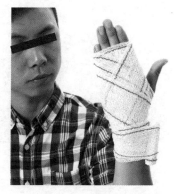

图3-13-2-1　螺旋反折包扎法　　　图3-13-2-2　"8"字形包扎法

5）回返包扎法：先做环形包扎（见图 3-13-2-3A），再将绷带反复来回反折。第一道先在中央，然后每道再分别向左右来回反折（见图 3-13-2-3B），直至伤口全部被覆盖后（见图3-13-2-3C）。最后，再进行环形包扎，以压住所有的绷带反折处（见图 3-13-2-3D）。此法用于头顶部及断肢残端的包扎。

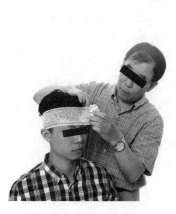
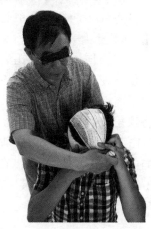

A　　　　　　　　　　　　　　　　B

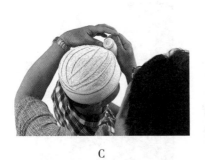
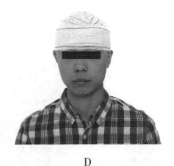

C D

图 3-13-2-3 回返包扎法

（2）三角巾包扎法：三角巾包扎法在院前急救中最常用、最快捷、最方便。

1）头顶帽式包扎法：抢救者站在伤员身后，将三角巾的顶角对正后正中线；底边向内折叠约两横指宽，置于前额齐眉处（见图 3-13-2-4A），将两底角分别经两耳上方拉向枕部（见图 3-13-2-4B），在枕骨粗隆下方交叉、压紧顶角（见图3-13-2-4C），再绕回前额打结（见图 3-13-2-4D）；然后拉紧顶角，将其折叠并塞入枕部交叉处内（见图 3-13-2-4E、F）。

2）头顶风帽式包扎法：抢救者站在伤员身后，先将三角巾顶角处及底边正中处各打一结（见图 3-13-2-5A），两结之间距离恰好是伤员的半个头围，形似风帽（见图 3-13-2-5B）；将顶角结置于前额齐眉处，底边结置于枕后，包住头部（见图3-13-2-5C）；将两底角分别向两侧颊部拉紧，并分别将两底边向内反折 3~4 横指宽后，在颏部交叉，包绕下颌部（见图 3-13-2-5D），再拉至枕部，最后在底边结的上面打结（见图 3-13-2-5E、F）。

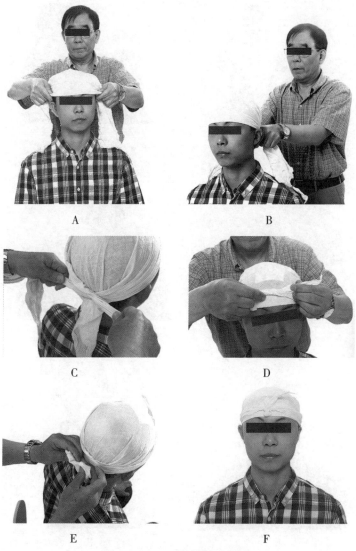

A

B

C

D

E

F

图 3-13-2-4 头顶帽式包扎法

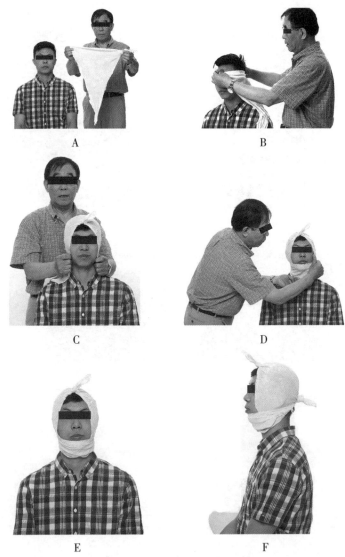

A

B

C

D

E

F

图 3-13-2-5 头顶风帽式包扎法

3）面具式包扎法：抢救者站在伤员身后，将三角巾顶角处打一结（见图 3-13-2-6A），分别提住两底边，再将三角巾顶角结兜住颏部；将底边拉向枕后，提起两底角并拉紧（见图 3-13-2-6B），在枕部交叉、压紧底边（见图 3-13-2-6C），再绕到前额打结；包扎后分别将双眼及口鼻处三角巾提起，剪开小洞，暴露双眼和口鼻（见图 3-13-2-6D）。

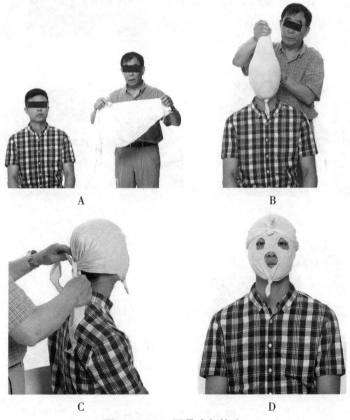

图 3-13-2-6 面具式包扎法

4）单眼包扎法：抢救者面对伤员，将三角巾折叠成 3~4 横指宽的条带状以 1/3 向下斜 45°角，置于伤侧眼部（见图 3-13-2-7A），此端从伤侧耳下绕到头后部经健侧耳上至前额，并压住另一端绕行（见图 3-13-2-7B）；另一端于健侧眉上向外反折，并从耳上拉向枕部，两端相遇打结（见图 3-13-2-7C~E）。

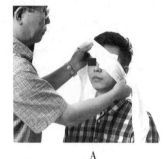

A

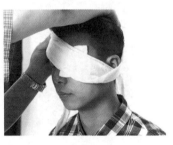

B

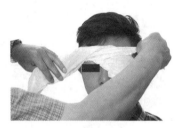

C

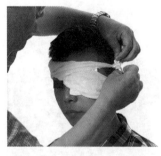

D

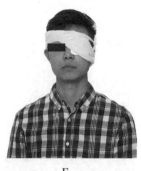

E

图 3-13-2-7　单眼包扎法

5）双眼包扎法：抢救者站在伤员身后，将三角巾折叠成3~4横指宽的条带状，其中点置于枕部下方（见图 3-13-2-8A），两端分别从两侧耳下绕至两眼部交叉，包住双眼（见图 3-13-2-8B）；两端再分别经两耳上方拉向枕部打结（见图 3-13-2-8C）。

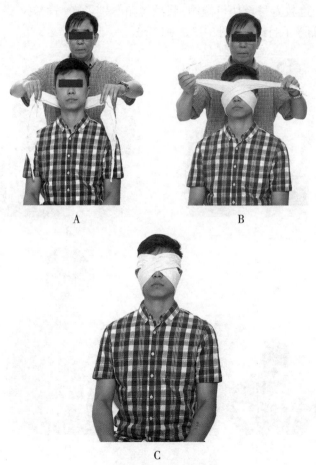

图 3-13-2-8 双眼包扎法

6)单肩包扎法：救者面对伤肩一侧,将三角巾折叠成燕尾状,燕尾夹角约90°,两角不等大(见图3-13-2-9A),将其放于肩上,夹角对正颈部,燕尾大片压小片,大片放背后,小片放胸前(见图3-13-2-9B);燕尾底边两角包绕上臂上部并打结;抢救者移至伤员健侧,将燕尾角分别经胸、背部拉紧,在健侧腋下打结(见图3-13-2-9C、D)。

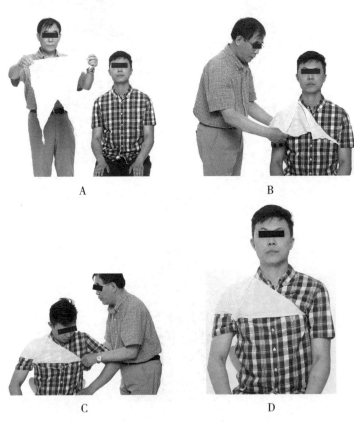

图3-13-2-9 单肩包扎法

7）双肩包扎法：抢救者站在伤员身后将三角巾折叠成燕尾状，使两燕尾角等大，燕尾夹角约120°（见图3-13-2-10A），夹角向上对准颈后正中，两燕尾分别遮盖在两肩上，燕尾角由前向后包住肩部（见图3-13-2-10B），分别至两侧腋下与底边相遇打结（见图3-13-2-10C~E）。

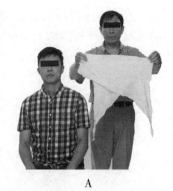

A

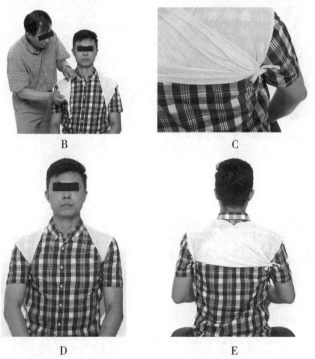

B

C

D

E

图3-13-2-10　双肩包扎法

8）胸（背）部包扎法：抢救者面对伤员，将三角巾折叠成燕尾状，燕尾夹角约为 100°（见图 3-13-2-11A），将燕尾巾放在胸前，夹角对准胸骨上窝，两燕尾角分别遮盖两肩部至背部（见图 3-13-2-11B）；抢救者到伤员背后，将顶角带与三角巾底边拉向背后打结；再将燕尾角带拉紧，绕横带后向上提起，与另一燕尾角打结（见图 3-13-2-11C、D）。包扎背部时，将燕尾巾放在背部即可，其他与胸部包扎法基本相同。

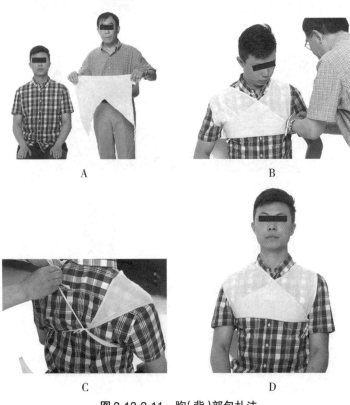

图 3-13-2-11　胸（背）部包扎法

9）单侧胸部包扎法：抢救者面对伤员将三角巾顶角放在伤侧肩上；底边向内折叠两横指后，围绕胸部至背部，两底角相遇打结；抢救者到伤员背后，将底角带向背后拉紧，与两底角相遇打结（见图3-13-2-12）。

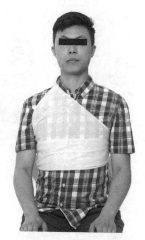

图 3-13-2-12　单侧胸部包扎法

10）腹（臀）部包扎法：将三角巾底边向上，顶角向下，遮盖腹部，底边齐腰（见图3-13-2-13A），两底角围绕到腰后打结；再将顶角带从两腿间拉向后上方，于两底角结处相连打结（见图3-13-2-13B）。

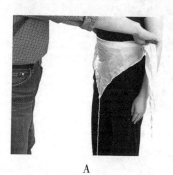
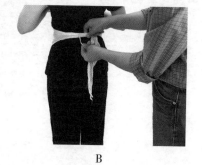

A　　　　　　　　　　　　B

图 3-13-2-13　腹（臀）部包扎法

11）腋下包扎法：覆盖敷料后，放置较厚衬垫或绷带卷（见图3-13-2-14A），再将三角巾折叠成适当宽度的条带状，将条带中点置于腋下并交叉、环绕肩部（见图3-13-2-14B），然后在对侧腋下打结（见图3-13-2-14C）。

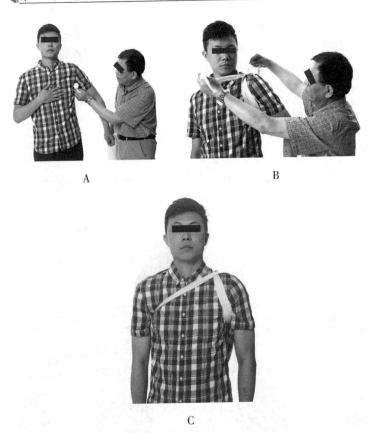

图 3-13-2-14　腋下包扎法

12）上肢包扎法：站在伤员伤肢一侧，将三角巾一侧底角打结（见图 3-13-2-15A），套在伤肢的中指；另一底角覆盖同侧肩背部（见图 3-13-2-15B）；顶角向上，由外向内用顶角包绕伤指，并用顶角带系好（见图 3-13-2-15C）；最后再将前臂屈曲至胸前，手在健侧锁骨处，两底角相遇打结（见图 3-13-2-15D）。

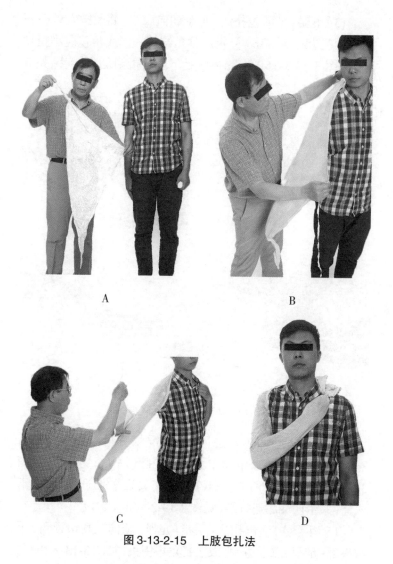

A

B

C

D

图 3-13-2-15 上肢包扎法

13）小腿、足部包扎法：足趾朝向底边，将足放在近一底角侧（见图3-13-2-16A），提起顶角与另一侧底角包绕小腿打结（见图3-13-2-16B、C）；再将足下底角折到足背，绕踝关节打结（见图3-13-2-16D）。

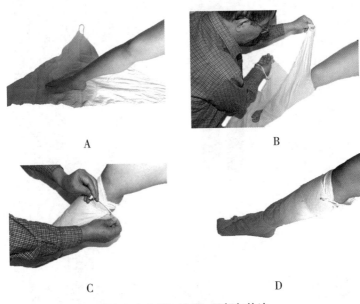

A

B

C

D

图3-13-2-16　小腿、足部包扎法

14）膝（肘）部包扎法：根据情况将三角巾折叠成适当宽度的条带状，将条带的中部斜放在膝（肘）部受伤处（见图3-13-2-17A），条带两端经腘（肘）窝交叉后分别压住条带上下两边，条带两端相遇打结（见图3-13-2-17B、C、D）。

15）手（足）部包扎法：手指（足趾）朝向三角巾顶角，手掌根部（足跟）靠近边，平放于三角巾中央（见图3-13-2-18A）；

先将顶角折回覆盖手(足)背(见图 3-13-2-18B); 两底角分别包绕至手(足)背部交叉(见图 3-13-2-18C), 再围绕腕部一周后至手(足)背部打结(见图 3-13-2-18D、E)。

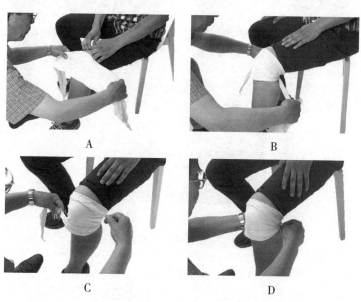

图 3-13-2-17　膝(肘)部包扎法

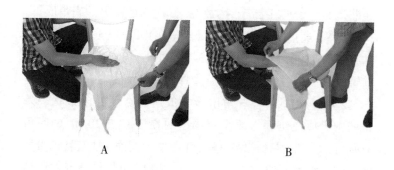

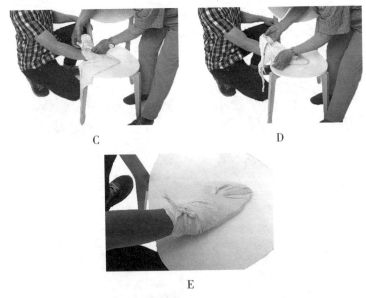

C         D

E

图 3-13-2-18 手(足)部包扎法

（3）悬臂带的制作

1）大悬臂带：将三角巾一底角放于健侧肩部，底边与身体长轴平行（见图 3-13-2-19A）；顶角朝向伤侧肘部，肘关节屈曲呈 80°~85°（手高于肘）放在三角巾中部；另一底角反折、包绕前臂，通过伤侧肩部（见图 3-13-2-19B）；两底角在颈后打结，前臂则悬吊于胸前（见图 3-13-2-19C、D）。此法主要用于前臂或肘关节损伤等，用于肱骨骨折。

2）小悬臂带：将三角巾折叠成适当宽度的条带状。条带的中央放在伤侧前臂下 1/3 处（见图 3-13-2-20A），两底角分别经两肩在颈后打结，将前臂悬吊于胸前，肘关节屈曲呈 80°~85°（手高于肘）（见图 3-13-2-20B）。可根据情况使用制动带,以限制肩关节活动(见图 3-13-2-20C)。此法主要用于上臂或肩关节损伤。

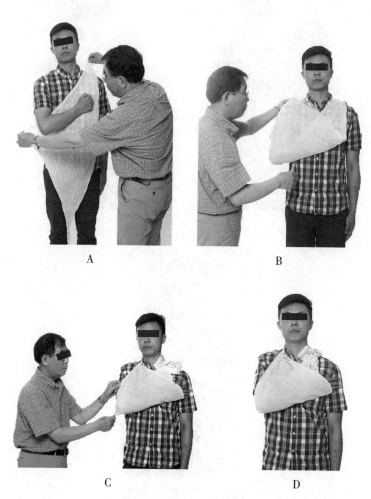

A

B

C

D

图 3-13-2-19　大悬臂带

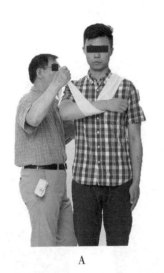

A

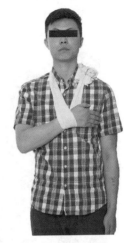

B

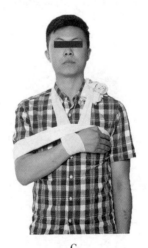

C

图 3-13-2-20 小悬臂带

3）三角悬臂带：抢救者面向伤员，嘱伤员伤侧五指并拢，中指放在对侧锁骨上窝。两手分别持三角巾的顶角与一侧底角，顶角盖住伤侧肘部；底角拉向对侧肩部，盖住手部。此时，三角巾已覆盖整个手部和前臂（见图3-13-2-21A）。然后，将前臂下方的三角巾折入前臂后面（见图3-13-2-21B）。再将顶角连同底边一起旋转数周（见图3-13-2-21C）。两侧底角在对侧肩部相遇打结（见图3-13-2-21D）。还可根据情况使用制动带（见图3-13-2-21E）。此法可用于锁骨、肘关节、前臂及手部等部位损伤的包扎、固定、悬吊。

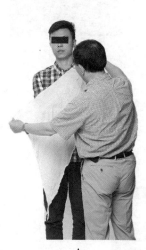

A

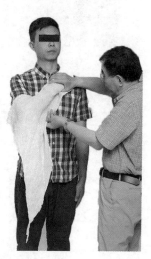

B

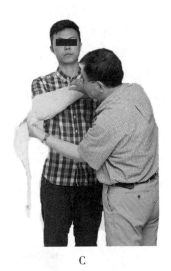

C

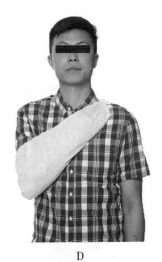

D

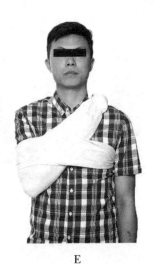

E

图 3-13-2-21　三角悬臂带

# 第三节 骨折固定

## 一、骨折定义

骨折是指骨的连续性或完整性遭到破坏。

## 二、骨折原因

1. 直接暴力 指受暴力直接打击而发生的骨折,如车辆撞击、重物砸压肢体造成的骨折。

2. 间接暴力 如高空坠落,足部或臀部先着地,造成脊椎骨折或颅底骨折。

3. 肌肉拉力 如骤然跪倒或投掷物体用力不当发生的髌骨骨折或肱骨骨折。

## 三、骨折分类

骨折的分类方法很多,对于院前急救而言,以下分类最有意义:

1. 闭合性骨折 指骨折处无皮肤、黏膜破损,骨的断端未与外界相通。

2. 开放性骨折 指骨折处有皮肤、黏膜、肌肉等软组织的破损,甚至骨的断端已与外界相通。

## 四、骨折的表现

1. 疼痛 骨折局部剧痛、压痛明显。四肢骨折,可有纵向叩痛。

2. 肿胀 骨折断端刺破周围血管、软组织及骨髓腔出血造成的,这是骨折后局部早期肿胀的原因。不同的骨折部位,出血量也不相同。

3. 畸形　骨折部位形态改变,如成角、旋转、肢体缩短等畸形。

4. 骨摩擦音及骨摩擦感　骨折断端相互摩擦时,所产生的声音及感觉。禁止故意做此项检查。

5. 外出血(开放性骨折)　当肌肉、皮肤、黏膜破损时,可发生外出血,甚至休克。

6. 功能障碍　骨的运动、保护功能受到影响或完全丧失。

## 五、骨折早期的并发症

1. 休克。

2. 内脏损伤。

3. 血管损伤。

4. 神经损伤。

5. 脂肪栓塞。

6. 骨筋膜室综合征　表现为"5P":Pain(疼痛)、Pallor(苍白)、Pulseless(脉弱)、Paresthesia(感觉异常)、Paralysis(麻痹)。

## 六、骨折固定的目的

凡发生骨折或疑似骨折的伤员,均必须立即在现场采取骨折临时固定措施。

1. 限制肢体活动,从而避免或避免加重骨折的断端对血管、神经、肌肉及皮肤等组织的损伤。

2. 减轻痛苦,防止休克。

3. 便于搬运。

## 七、骨折固定常用的材料

材料繁多,如充气夹板、真空夹板、SAM 夹板(铝芯塑形夹板)、躯干夹板、颈托、头部固定器等;如现场无专业使用的夹板,则应就便取材,如木板、木棍、竹片、竹竿、雨伞、手杖、硬纸板、报纸、杂志等均可利用。

## 八、骨折固定的注意事项

1. 遵循先救命、后治伤的原则,如心搏、呼吸已停止,应立即进行 CPR;如有大血管破裂出血,应同时采取止血措施。

2. 开放性骨折,必须先止血、再包扎、最后固定,顺序不可颠倒;闭合性骨折直接固定即可。

3. 下肢或脊柱骨折,应就地固定,尽量不要移动伤员。

4. 夹板必须扶托整个伤肢,夹板长度应包括骨折部位两端的关节。

5. 夹板等固定材料不要直接与皮肤接触,要用棉垫、毛巾、衣物等柔软物垫好,尤其骨突部位与悬空部位更要垫好。

6. 肱骨或尺、桡骨骨折固定时,均应使肘关节屈曲,手的位置高于肘的位置,角度略 < 90°,呈 80°~85°,再用悬臂带将前臂悬吊于胸前;股骨或胫、腓骨骨折固定时,均应使膝关节伸直。

7. 严禁将断端送回伤口内,以免加重污染与损伤。

8. 固定的目的只是为了限制肢体活动,不要试图复位。如肢体过度畸形,可根据伤情沿伤肢长轴方向牵拉、旋转骨折远端肢体,使其大致对位对线即可,然后固定。

9. 四肢骨折固定时,应先固定近端、后固定远程。如顺序相反,可能导致骨折再度移位。

10. 四肢骨折固定时,应露出指(趾)端,以便观察血液循环情况,如出现苍白、青紫、发冷、麻木等表现,应立即松解,查清原因,重新固定,以免肢体缺血、坏死或损伤神经。

## 九、各部位骨折固定方法

下面介绍的各部位骨折的各种固定法,有不少都可以举一反三,相互参考。

### (一)肱骨骨折固定法

1. 夹板固定法

(1)两块夹板固定法:将 2 块夹板分别放在上臂内、外两侧,用绷带或三角巾固定夹板的近、远两端(见图 3-13-3-1A),再用小悬臂带将前臂悬吊于胸前,使肘关节屈曲,以限制肩关节活动,再用制动带防止肩关节活动(见图 3-13-3-1B)。

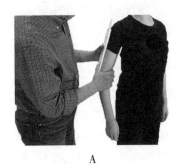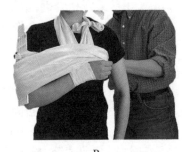

A　　　　　　　　　　　B

**图 3-13-3-1　两块夹板固定法**

(2)一块夹板固定法:如果只有 1 块夹板,则放在上臂外侧,可利用躯干当做内侧夹板,分别用 2 条三角巾条带固定,在对侧打结固定(见图 3-13-3-2A),用小悬臂带悬吊前臂,并加用制动带(见图 3-13-3-2B)。

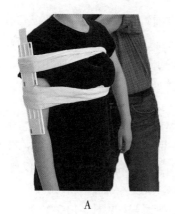
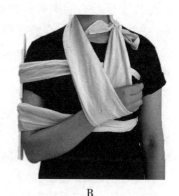

A          B

图3-13-3-2 一块夹板固定法

2. 三角巾固定法 无夹板时,可用2条三角巾分别折叠成两条宽约四横指的条带,用条带分别固定骨折部位两端,在对侧腋下打结,再用小悬臂带将前臂悬吊于胸前,使肘关节屈曲(见图3-13-3-3)。

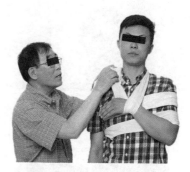

图3-13-3-3 三角巾固定法

3. 铝芯塑形(SAM)夹板固定法 此种夹板既有一定的坚挺性,又有较强的可塑性,是一种比较理想的夹板。用铝芯塑形夹板放在上臂内外两侧,用两条条带分别固定骨折两端的铝芯塑形夹板,再用小悬臂带悬吊伤肢的前臂。

**(二)尺、桡骨骨折固定法**

1. 夹板固定法(参见"肱骨骨折夹板固定法") 将两块

长度从肘至手心的夹板分别放在前臂的外侧（手背侧）与内侧（手掌侧），并在手心垫好棉花等软物，让伤员握好夹板，腕关节稍向掌心方向屈曲，然后分别固定夹板两端；再用大悬臂带将前臂悬吊于胸前，使肘关节屈曲。如果只有一块夹板，则放在前臂外侧（手背侧）。

2. 铝芯塑形（SAM）夹板固定法　此种夹板既有一定的坚挺性，又有较强的可塑性，是一种比较理想的夹板。将铝芯塑形夹板固放在前臂内外两侧固定，也可将铝芯塑形夹板仅放在前臂外侧固定（见图 3-13-3-4A）。无论将铝芯塑形夹板放在一侧或两侧，固定后均应用大悬臂带悬吊（见图 3-13-3-4B）。

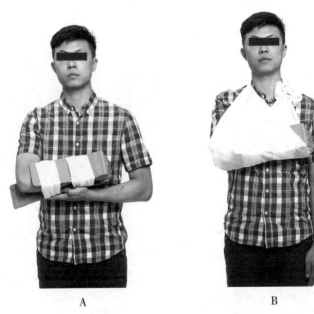

A　　　　　　　　B

**图 3-13-3-4　铝芯塑形夹板固定法**

3. 充气夹板固定法　此种夹板携带和使用都很方便,也是值得推广使用的一种夹板。先将充气夹板套在伤肢,并向夹板内吹气(见图 3-13-3-5A),最后用小悬臂带悬吊前臂(见图 3-13-3-5B)。

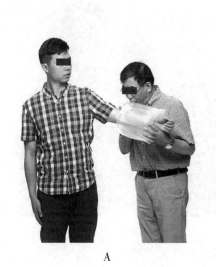 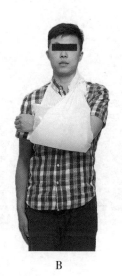

A                                    B

**图 3-13-3-5　充气夹板固定法**

4. 毛巾被、毯子固定法　将毛巾被或毯子折叠成大小、厚度适当的夹板,包绕伤肢、固定,再用大悬臂带悬吊前臂。

5. 报纸、杂志固定法　利用报纸、杂志当夹板固定骨折肢体(见图 3-13-3-6A),再用大悬臂带悬吊前臂(见图 3-13-3-6B)。

6. 衣襟固定法　无夹板时,可利用伤员身穿的上衣固定(见图 3-13-3-7A)。将伤侧肘关节屈曲贴于胸前,把手插入在第3、4纽扣间的衣襟内,再将伤侧衣襟向上提起、反折(见图

3-13-3-7B），把伤侧衣襟下面与健侧衣襟上面的纽扣与扣眼相扣（亦可用带子将伤侧的衣襟下角与健侧的衣领系在一起），最后用腰带或三角巾条带经伤侧肘关节上方环绕一周打结固定，使上臂与前臂活动均受到限制。

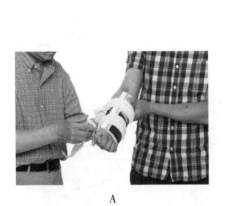

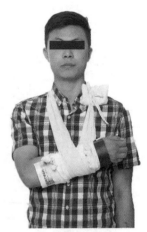

A

B

图 3-13-3-6　杂志固定法

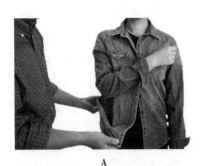

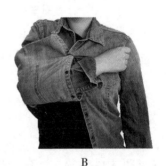

A

B

图 3-13-3-7　衣襟固定法

（三）手指骨折固定法　夹板分别放在手指内外两侧，再用胶布或绷带等固定，还可将伤指固定在健指上（见图3-13-3-8）。

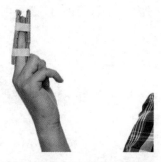

图 3-13-3-8　手指骨折固定法

（四）股骨骨折健肢固定法　可用 4 条约 15cm 宽的条带将伤肢与健肢固定在一起，两膝与两踝之间应加衬垫，先用"8"字形固定踝关节与足部（见图3-13-3-9A），再分别依次固定膝关节下方、靠近骨折部位的近（上）端及远（下）端，均在健侧打结（见图3-13-3-9B）。

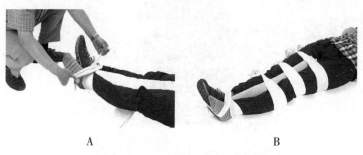

A　　　　　　　　　　　　B

图 3-13-3-9　股骨骨折健肢固定法

（五）胫、腓骨骨折健肢固定法　两腿之间应加用衬垫，用条带将伤肢与健肢固定在一起，先用"8"字形固定踝关节与足部，再分别依次固定大腿中部、骨折部位近端及远端，均在健侧打结（见图3-13-3-10）。

（六）肘（膝）关节骨折固定法　切勿强行屈伸关节，以免加重损伤，取伤员感觉相对舒适的关节角度，将一夹板两端分别放在上臂与前臂，然后用三角巾等物固定（见图3-13-3-11）。

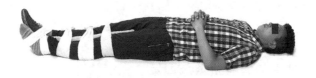

图 3-13-3-10 胫、腓骨骨折健肢固定法

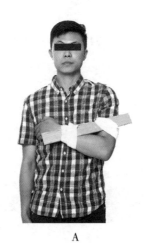

A

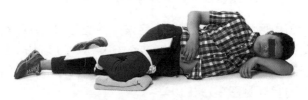

B

图 3-13-3-11 肘关节、膝关节骨折固定法

（七）下颌骨骨折的固定法　将三角巾折叠成一掌宽的条带状，再将条带的 1/3 与 2/3 交界处置于颏部，兜住两侧下颌（见图 3-13-3-12A），分别盖住双耳，通过头顶正中部位，并在一侧耳上旋转、交叉（见图 3-13-3-12B），然后在从两眉上通过，两底角在对侧相遇、打结（见图 3-13-3-12C）。

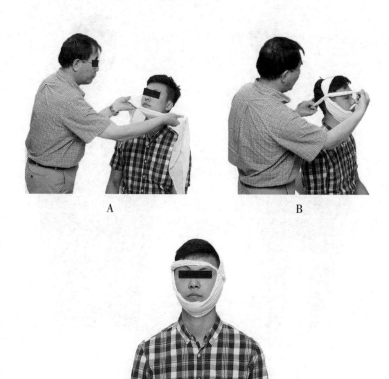

图 3-13-3-12　下颌骨骨折固定法

### （八）锁骨骨折固定法

1. "8"字固定法　先在伤员两侧腋下放好衬垫，再将三角巾折叠成四指宽的条带，以横"8"字形缠绕两肩（见图3-13-3-13A），使两肩向后、胸部前挺，在背部交叉打结固定（见图3-13-3-13B）。

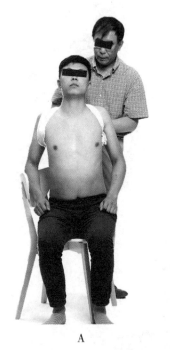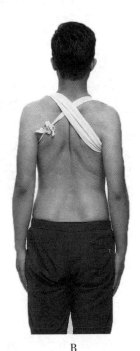

A　　　　　　　　　　　　B

**图3-13-3-13　"8"字固定法**

2. 双环固定法　用2块三角巾分别折叠成条带状，并分别固定在两侧肩部，再将两侧条带尾端连接打结，使伤员两肩向后，胸部前挺（见图3-13-3-14A~D）。

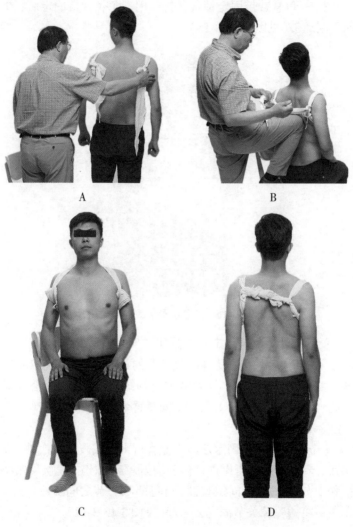

A

B

C

D

图 3-13-3-14　双环固定法

3. 三角悬臂带固定锁骨骨折　用三角悬臂带固定后,再加用制动带(见图3-13-3-15)。

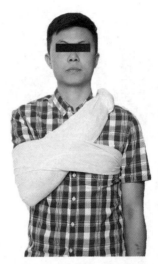

**图3-13-3-15　三角悬臂带固定锁骨骨折**

（**九**）**肋骨骨折固定法**　第4~7肋骨折发生率较高。可用3条三角巾,均折叠为4~5横指宽的条带,分别围绕胸部紧紧包扎,于呼气末时在健侧腋中线打结,使三条条带松紧度相同(见图3-13-3-16A),再用三角悬臂带悬吊伤侧前臂(见图3-13-3-16B)。

（**十**）**骨盆骨折固定法**　骨盆骨折可造成腹膜后血肿、大出血,导致休克迅速死亡;还可造成膀胱、尿道、直肠及神经损伤。先用三角巾固定臀部,再将两膝关节之间加用衬垫,用条带将两侧膝关节固定在一起(见图3-13-3-17)。

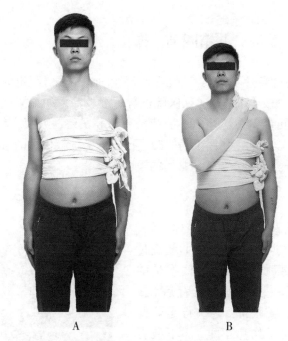

A             B

图 3-13-3-16 肋骨骨折固定法

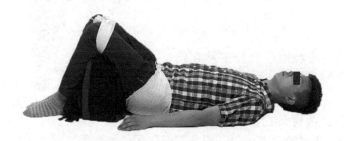

图 3-13-3-17 骨盆骨折固定法

335

# 第四节　搬　　运

　　各种急性危重伤病员经现场的止血、包扎、固定等抢救后，还须安全、迅速送往医院进行后续救治。如果搬运方法不当，可能事与愿违、前功尽弃，造成伤员终身残疾，甚至危及生命。因此，掌握正确的搬运技术也是抢救伤员的重要组成部分。下面介绍一些常用的搬运方法。

## 一、单人扶行法

　　抢救者站在伤员身体一侧，将其靠近自己一侧的上肢绕过自己的颈部，用手握住伤员的手；另一手绕到伤员背后，扶其腋下或腰部，搀扶行走。此法适用于伤势不重、无下肢骨折、可以自己行走的伤员（见图3-13-4-1）。

## 二、双人扶行法

　　两名抢救者分别站在伤员两侧，靠近伤员的手放在伤员背后，并扶住伤员的腋下或腰部。伤员两臂分别搂住抢救者的颈部，两名抢救者的另一手分别握住伤员的两手。此法适用于伤势不重、无下肢骨折者（见图3-13-4-2）。

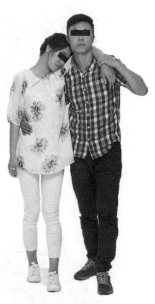

图3-13-4-1　单人扶行

## 三、抱持法

抢救者将一侧手臂放在员背后，用手扶住腋下，另一手臂放在伤员大腿下面，将伤员抱起。如有脊柱、下肢骨折者，禁用此法（见图 3-13-4-3）。

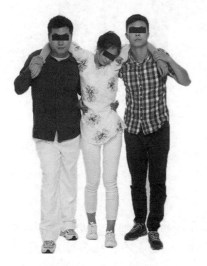 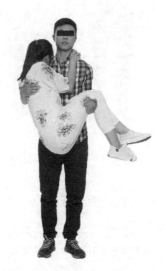

图 3-13-4-2　双人扶行　　　　　图 3-13-4-3　抱持法

## 四、背负法

抢救者背向伤员下蹲，让伤员趴在自己后背，然后握住伤员双手腕或双手固定伤员大腿，也可将两肘窝放在伤员两腘窝下面，再用双手紧握伤员双手，缓缓起立（见图 3-13-4-4A）。也可用一手固定伤员一侧上肢，另一手臂插入伤员两腿之间，将伤员用肩部背起（见图 3-13-4-4B、C）。如有脊柱、四肢骨折者，禁用此两种方法。

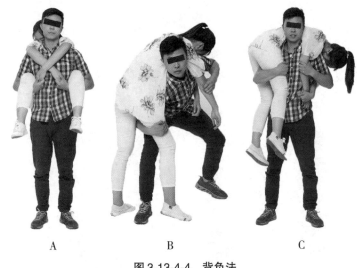

A　　　　　　　B　　　　　　　C

**图 3-13-4-4　背负法**

## 五、拖行法

抢救者抓住伤员双肩或双踝将伤员拖走；也可将伤员衣服纽扣解开，把衣服拉至头上，拉住衣领将伤员拖走，这也可使伤员头部受一定保护。亦可用被褥、毯子等拖行（见图3-13-4-5）。此法适用于体重较大者。

## 六、爬行法

先将伤员两侧腕部交叉，再用三角巾将两侧手腕固定在一起。然后抢救者骑跨在伤员身上，将头部钻入伤员两臂之间，用两臂支撑，将伤员上半身离开地面，向前爬行。此法适用于在有毒气体环境中搬运昏迷的伤员（见图3-13-4-6）。

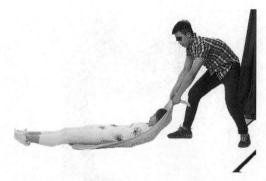

图 3-13-4-5 拖行法

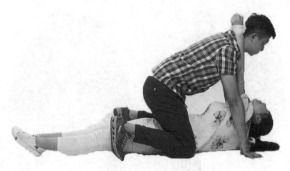

图 3-13-4-6 爬行法

## 七、椅托式搬运法

两抢救者面对面蹲在伤员两侧，分别将靠近伤员一侧的手伸到伤员背后，并握住对方手腕（见图3-13-4-7A）。各自再将另一手伸到伤员大腿下面，握住对方手腕。同时起立，先迈外侧腿，保持步调一致（见图3-13-4-7B、C）。此法适用于意识清楚的体弱者。

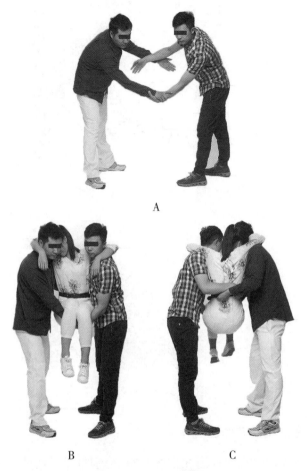

A

B                    C

**图 3-13-4-7  椅托式搬运法**

## 八、轿杠式搬运法

两名抢救者面对面,各自用右手握住自己的左手腕,再用左手握住对方的右手腕(见图 3-13-4-8A)。然后再让伤员坐在抢救者相互紧握的手上，同时两臂分别搂住两抢救者的颈部。两抢救者同时起立，先迈外侧腿，保持步调一致（见图3-13-4-8B）。此法适用于意识清楚的体弱者。

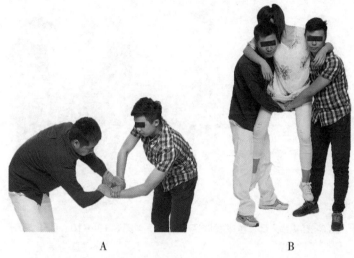

A                                           B

图3-13-4-8　轿扛式搬运法

## 九、双人拉车式搬运法

两名抢救者，一人在伤员背后，两臂从伤员腋下通过，环抱胸部，将伤员两臂交叉胸前，再握住伤员手腕；另一人面向前，身体在伤员两腿之间，抬起伤员两腿；两名抢救者一前一后行走（见图3-13-4-9）。此法适用于意识不清者。脊柱、下肢骨折者，禁用此法。

## 十、利用毯子、褥子、被子等

利用毯子、褥子、被子等搬运伤病员是实际工作中较方便、省力的方法，尤其高层建筑无电梯时、或空间狭小等情况,尤为适合。如空间狭小,几名搬运者可以分别站在伤员两侧(见图3-13-4-10),也可均在一侧。意识障碍者应注意避免颈部屈曲导致窒息,骨折及脊柱损伤慎用。

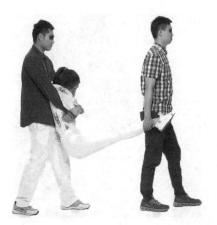

图 3-13-4-9　双人拉车式搬运法

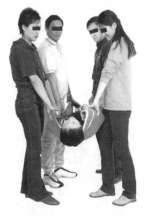

图 3-13-4-10　毯子、褥子等搬运伤病员

52检